Nutrição descomplicada,
boa forma facilitada

RODRIGO PAIVA

Nutrição descomplicada, boa forma facilitada

BICICLETA AMARELA
ROCCO

BICICLETA AMARELA
O selo de bem-estar da Editora Rocco Ltda.

EDITORA ROCCO LTDA.
Av. Presidente Wilson, 231 – 8º andar
20030-021 – Rio de Janeiro – RJ
Tel.: (21) 3525-2000 – Fax: (21) 3525-2001
rocco@rocco.com.br
www.rocco.com.br

Printed in Brazil/Impresso no Brasil

CIP-Brasil. Catalogação na fonte.
Sindicato Nacional dos Editores de Livros, RJ.

P169n Paiva, Rodrigo
Nutrição descomplicada, boa forma facilitada/ Rodrigo Paiva. – 1ª ed. – Rio de Janeiro: Bicicleta Amarela, 2016.

ISBN 978-85-68696-17-0

1. Nutrição. 2. Saúde – Aspectos nutricionais. I. Título.

15-25494 CDD–613.2
CDU–613.2

SUMÁRIO

PREFÁCIO

Estamos recebendo cada vez mais informações sobre nutrição e atividade física. Mas será que todos conseguem entendê-las perfeitamente? Acredito que não. Em meio a todas essas informações, existem distorções que muitas vezes confundem mais do que esclarecem.

O nutricionista e preparador físico Rodrigo Paiva apresenta esses temas aqui de maneira bem-humorada, mas sem perder de foco o embasamento científico. Com base em sua formação profissional e na experiência tanto no consultório quanto na academia, ele se propõe a oferecer ao leitor um olhar diferente em relação ao próprio corpo, visando entender o que está por trás da vontade de comer, dos exercícios físicos, até o processo de absorção e aproveitamento dos nutrientes contidos nos alimentos. O objetivo desse processo é a melhoria da saúde.

Ao longo da leitura, algumas frases virão à sua mente cada vez que você deparar com as situações descritas pelo autor. Um ótimo exemplo e inesquecível é a relação entre a absorção dos nutrientes após uma refeição e as filas nos caixas do supermercado. Assim, o fato científico é apresentado com imaginação e criatividade a fim de facilitar o conhecimento.

Emagrecer com saúde não é fácil! Mas a única aliada nesse processo é a força de vontade.

Portanto, convido vocês a descobrir este novo olhar apresentado pelo autor: é uma leitura leve e muito prazerosa.

CARLA TAVARES DE MORAES SARMENTO
Mestre em Nutrição

AS VERDADES QUE NINGUÉM GOSTARIA DE SABER

A primeira verdade é: só depende de você! Da sua força de vontade, de querer mudar, de desejar ser cada dia um pouco mais feliz. Não culpe ninguém. Se alguém já conseguiu, por que você não pode conseguir também? Tudo é possível quando realmente se quer!

Quando se deseja emagrecer ou mudar hábitos alimentares para ganhar mais saúde, depende de você, não da dieta. Todas as dietas que conheço, quando são seguidas à risca, são eficazes para perda peso.

Embora nossa vida seja repleta de regras, o corpo não funciona da mesma forma. A única regra para nosso organismo é manter a vida. O coração batendo, o cérebro pensando e os sonhos sendo perseguidos dia a dia, pois quem não os tem é sério candidato à depressão. Vejo diariamente nos locais que frequento, em meus pacientes e na minha vida pessoal, um exagero de regras com relação ao corpo. A primeira e mais básica é: qual o seu peso? A ciência estipulou um peso ideal, enquanto a sociedade impôs outro, com base nos padrões de beleza. Se você for homem, medir 1,70 metro e tiver entre 18 e 65 anos, deverá pesar entre 60 e 72 quilos. Que regra é essa? Por que você deve ter este peso? Se a pessoa pesar 78 quilos, tiver boa saúde, pressão arterial ótima, não sentir dor nos joelhos nem nas costas por causa do ligeiro excesso de peso, não se envergonhar do corpo, não deixar de tirar a camisa quando quiser, pergunto: precisa emagrecer? Só para estar nos padrões ou no peso "correto" para a estatura?

O primeiro passo para quem deseja alcançar qualquer objetivo em relação ao corpo é se perguntar: por quê? Diminuir o colesterol, a pressão ou a glicose, ficar em forma para curtir o verão, vestir uma roupa que deseja, melhorar a autoestima e a autoconfiança são os motivos mais comuns de quem quer emagrecer.

O grande problema é que o corpo entende o processo de perder peso como perigoso para a vida. Isso é fácil de compreender se lembrarmos que hoje somos, aproximadamente, a 900ª geração de seres humanos no planeta e que, até seis gerações atrás apenas, havia falta de comida no mundo. Muitos morriam de fome, literalmente, até o século XVI. Por essa razão histórica, fomos selecionados naturalmente para engordar. Na época das cavernas, não havia geladeira para conservar o animal morto na caça. Isso obrigava o indivíduo a comer o máximo possível, o que levava à desaceleração do metabolismo até a próxima busca por comida. Isso nos proporcionou, atualmente, um estômago maior do que precisamos.

Não é a dieta da sopa ou da lua cheia, ou um simples remédio inibidor de apetite que resolverá o problema do dia para a noite. "Preciso emagrecer urgente!" Já ouviu isso em algum lugar? Para nosso corpo, é um inverno sem alimentos que está por vir. Portanto, após a época da falta de comida (dieta), refazemos nosso estoque e engordamos tudo outra vez. Também tenho certeza de que já ouviu isso, pois 98,7% das pessoas que emagrecem 5 quilos voltam a reencontrá-los dois anos após. Efeito sanfona! Quem quiser emagrecer deve fazer por onde. Precisa merecer. Vibrar com cada mudança no corpo e na alimentação! E perceber que vale a pena! Deixar de comer tudo o que se quer e se lançar na atividade física para conquistar uma nova saúde e um novo corpo.

A missão deste livro é fazer com que você compreenda, de maneira fácil, o "pensamento" do corpo com relação à atividade física, à alimentação e às dietas. Sem modismos nem preocupação em descobrir uma fórmula milagrosa para o sucesso. Aliás, se você está lendo este livro esperando por uma solução fácil, esqueça. Não há! Arrisco-me a dizer que jamais haverá, pois nosso corpo dá um jeito de conseguir o que precisa. Ele é fascinantemente inteligente! Remédios, dietas radicais, combinações alimentares, chás, "choquinhos", aparelhos de atividade física modernos e diferentes não são soluções definitivas. Você já deve ter percebido isso observando alguém ou por experiência própria. O grande segredo do sucesso está na sua mente.

Uma cliente veio ao consultório porque se sentia um pouco tonta, trêmula, fraca. Não conseguia correr mais de 15 minutos sem parar. Foram diagnosticados níveis baixos de glicose no sangue: hipoglicemia leve. Fizemos um plano para mudar um pouco seus hábitos alimentares. Após duas semanas, ela voltou e falou que estava tudo ótimo. Mais bem-disposta, sem tonturas ou tremores, e já conseguia correr 45 minutos com facilidade. Ao final, me perguntou sobre um comprimido milagroso que uma amiga estava usando por indicação do médico. Então, conversamos sobre por que muitos indicam fórmulas mágicas sem sentido. Pedi a ela que imaginasse que na primeira consulta eu tivesse passado a mesma alimentação e também prescrito um comprimido. Esse medicamento, além de caro (pois os baratos dão a sensação de fazer menos efeito), deveria ser ingerido em jejum pela manhã e só poderia ser manipulado em um determinado local. O que ela diria no seu retorno? "Mas que comprimido ótimo, doutor. Estou me sentindo muito bem. Já falei com muitos amigos que esse comprimido dá muita energia e até estou conseguindo correr muito mais." O remédio tiraria todo o mérito da força de vontade e da simples, mas eficiente, mudança de hábito alimentar.

O ser humano tem necessidade de acreditar em algo místico, em algo que não enxergamos. Isso também se manifesta na alimentação e na atividade física. Porém, com a tecnologia atual, conseguimos medir o metabolismo, controlar hormônios e outras variáveis que influenciam o processo de emagrecimento e a saúde. Portanto, não ponha a culpa em influências mirabolantes para explicar o insucesso. Todos os recursos externos que parecem bons, como comprimidos, alimentos, receitas milagrosas, aparelhos e métodos inovadores, não são duradouros e também não contribuem nem para 1% do seu sucesso. Mentalmente, como efeito placebo, às vezes é motivador. Mas, para o corpo, o eficiente é o simples. Para obter resultado, é preciso ter disciplina. Quando você vir, na capa de uma revista, que uma atriz perdeu muito peso com certo tipo de dieta, saiba que é fruto da determinação e não milagre do novo método. Aliás, os métodos dos outros parecem sempre melhores que os nossos. Pense nisso e não acredite em nada que prometa retorno sem o mínimo esforço.

Entrei na faculdade curioso por saber como o músculo se contraía e saí com muitas outras dúvidas, pois grande parte das questões do organismo humano ainda não foi resolvida. Quem nunca se perguntou por que alguns comem muito e não engordam, enquanto outros, mesmo comendo pouco, tendem a ganhar peso?

Muitas das pesquisas não encontrarão explicação. Essa "máquina" que é o nosso corpo tem ainda muitos mistérios científicos e espirituais não resolvidos, e acredito que alguns nunca serão. Mas, graças à ciência, muitas respostas e curas já foram encontradas. Gostaria enormemente de passá-las, de uma maneira prazerosa e descomplicada, para quem não teve a oportunidade de estudar esses assuntos a fundo. Leia com atenção para compreender. Tudo é muito lógico no nosso corpo!

Outro objetivo deste livro é refletir sobre a enorme quantidade de informações que circulam pela mídia, em academias e no bate-papo entre amigos, mas que não passam de marketing vazio. Informações sem fundamentação científica e sem sentido sobre nosso organismo. Se você tiver paciência, enumere quantas vezes, no último mês, nutrição e atividade física foram assunto em programas de televisão ou revistas. Receitas, remédios, aparelhos e métodos diferentes e revolucionários. Isso vende! E então surgem incontáveis mitos e inverdades. Se você for deste planeta, já deve ter se deparado com algumas destas questões: Nosso corpo só começa a gastar gordura depois de 30 minutos de atividades físicas? Consumir carboidrato à noite engorda? Qual atividade queima mais calorias? Quantas dietas diferentes você conhece? Ovo, alho, café, aveia – fazem bem ou mal? Ao terminar este livro, você terá encontrado resposta para essas e outras questões.

UM POUCO DA MINHA HISTÓRIA

Quando criança e até a adolescência, eu era muito gordinho e enfrentava as consequências: brincadeiras que me deixavam magoado. Não podia comer isso porque engordava, aquilo, então, nem pensar! Mas, quando comia... sai de baixo. Arrasava! Pior: fui criado com um primo que comia o triplo do que eu e não engordava. E não era devido à atividade física. Brincávamos o dia inteiro e praticávamos vários esportes. Isso já me deixava com uma pulga atrás da orelha. Por que somos diferentes? Será que tenho algum problema e vou enfrentar uma luta com meu corpo por toda a vida?

Na fase do início da paquera, por volta dos 14 anos, tomei a decisão firme de emagrecer. Antes disso, fiz algumas tentativas, por períodos curtos de uma semana, sem grande sucesso, e isso gerava cada vez mais frustração.

Em visita a um sítio, num dia de extremo calor, todos os colegas, inclusive minha pretendida, decidiram nadar. Já imaginaram? Eu? Tirar a camisa? Nem pensar! Tinha vergonha do meu corpo. O que ela iria pensar? Quando dei por mim, estava ao lado de um prato de salgados e não fazia ideia de quantos tinha comido; olhava com inveja os amigos que nadavam. Naquele momento, jurei que até o Carnaval estaria magro. Ao sentir que valia mais a pena tirar a camisa e receber elogios do que ter alguns minutos de prazer ao comer e muitos de arrependimento depois, emagreci bruscamente. Com medo de voltar a engordar e passar por todos os problemas de novo, mantive o peso com sacrifício até o início da faculdade, onde tudo começou a mudar.

Este livro é uma mistura de relatos, sentimentos que vivenciei e fatos científicos incontestáveis, às vezes tão óbvios que não queremos acreditar que são verdadeiros.

Sou graduado em Nutrição e em Educação Física e pós-graduado em Fisiologia. Mas, principalmente, amante e estudioso da mais perfeita máquina: o corpo humano. Não esqueça, ele dá um jeito em tudo. Sempre com o objetivo de preservar a vida. Até hoje, apesar de muitas pesquisas visando compreender como e por que o corpo funciona, ainda há muitas dúvidas sobre as reações metabólicas e bioquímicas que ocorrem durante toda a vida.

Uma delas é: Por que o corpo envelhece?

Você encontrará, nas páginas a seguir, explicações claras sobre o que acontece com o nosso corpo quando ingerimos qualquer alimento, bem como sobre os processos de emagrecimento, de perda de gordura, ganho de massa muscular e condicionamento físico que ocorrem no nosso dia a dia.

1
ENERGIA

De onde vem nossa energia para viver? Todos sabem responder: dos alimentos, é claro. A gasolina do carro provoca uma pequena explosão, que empurra o pistão e provoca um movimento rotacional, transferido para a roda. Mesmo sem conhecimento de mecânica, muitos sabem disso. E os alimentos? Como uma coisa gostosa serve depois para fazer o coração bater? É literalmente graças à energia da comida que conseguimos piscar os olhos. Em quantidades certas, ela nos mantém vivos. Em dosagens erradas, pode fazer o contrário.

No entanto, uma coisa é certa: comer é muito melhor que ir a um posto de gasolina ou ficar ligado a uma tomada, como um celular sendo recarregado. Assim como no filme *De volta para o futuro*, já pensou colocarmos lixo ou comida no tanque de combustível do carro para ele andar? Parece uma comparação inútil, mas já é um grande início para conseguir fazer a relação entre comer e viver. Nosso corpo é extremamente evoluído!

Os alimentos são compostos por três substâncias bastante conhecidas que geram energia: carboidrato, proteína e gordura. (Você irá se deparar, inúmeras vezes, com as palavras *caloria* e *energia*. São sinônimos. Se você quiser trocar uma por outra, não há problema algum.) Alguns alimentos podem conter somente um ou outro nutriente, como, por exemplo, o refrigerante, que contém somente carboidrato, ou a manteiga, que é constituída de gordura. Portanto, nosso corpo, assim como alguns carros novos, é flexível. É capaz ainda de fazer algo incrível: transformar essas substâncias de acordo com as necessidades do organismo.

A caloria dos alimentos vem dessas três substâncias, chamadas de macronutrientes, e somente elas contêm calorias e nos fazem engordar. As vitaminas, portanto, não engordam!

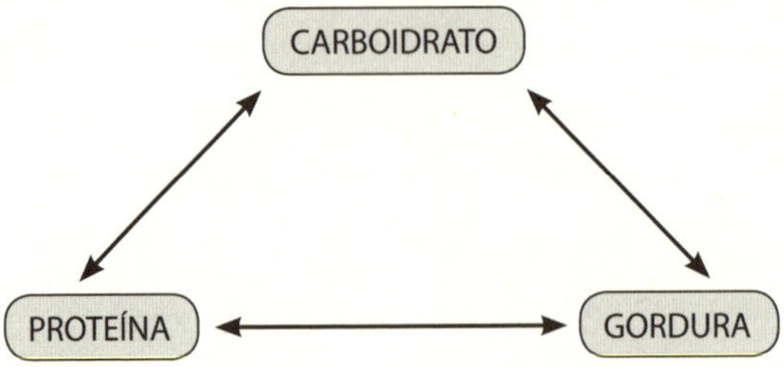

1 grama de carboidrato fornece, aproximadamente, 4 kcal (*kcal = caloria)
1 grama de proteína, aproximadamente 4 kcal
1 grama de gordura, aproximadamente 9 kcal
por sorte (ou talvez não), nosso corpo também consegue obter energia do álcool:
1 grama de álcool equivale a 7 kcal.

Quando falamos em queimar ou gastar, nos referimos a consumir as calorias armazenadas no fígado e nos músculos em forma de carboidrato, principalmente, pelas gorduras sob a pele e nos músculos, e pelas proteínas dos órgãos e tecidos. Quando os "queimamos", diminuímos o estoque corporal desses três nutrientes e, como consequência, perdemos peso.

Ao gastarmos o estoque de gordura, sem dúvida emagreceremos. E, ao contrário do pensamento popular, gastamos gordura o tempo todo!

DECIFRANDO A TABELA DE CALORIAS E NUTRICIONAL DOS ALIMENTOS

Muitos alimentos industrializados trazem na embalagem sua composição. É aquela famosa tabela que todos olhamos para saber quantas calorias vamos ingerir e ficar, na maioria das vezes, com peso na consciência. Para interpretarmos melhor a tabela, é importante tomar alguns cuidados.

Conferir se a quantidade de calorias descrita corresponde à quantidade em gramas ou litros que vamos ingerir: verifique se o tamanho da porção especificada é, realmente, o que estamos comendo. Por exemplo: se a tabela for feita em 100 g e vamos comer 25 g (uma barra de cereal, por exemplo), a tabela não está correta para a quantidade que será ingerida. O leite, por exemplo, traz a tabela em 200 ml. Se tomarmos 300 ml, teremos que fazer a correção. Alguns produtos mostram somente a composição em 100 g do alimento e outros indicam a da porção que será ingerida. Fique de olho.

TABELA DE CONVERSÃO DA QUANTIDADE REAL QUE COMEMOS, 25 g, E NÃO 100 g

100 g	337,2 kcal
Carboidrato	68 g
Proteína	6,4 g
Gordura	4,4 g
Porção, 25 g	**84,3 kcal**
Carboidrato	17 g
Proteína	1,6 g
Gordura	1,1 g

* Barra de cereal

Se somarmos a quantidade de nutrientes, veremos que ainda falta peso para atingir o total do alimento. A água, em geral, e um pouco de vitaminas e minerais não descritos na embalagem completam a soma.

Para verificar se um alimento tem mais gordura, carboidrato ou proteína é necessário transformar o peso em calorias: multiplique a quantidade em gramas de carboidrato e proteína por quatro e a de gordura por nove. A soma desses resultados deve ser igual ou até 5 kcal diferente do valor calórico fornecido pela tabela. Exemplo:

TABELA DA QUANTIDADE EM GRAMAS DOS NUTRIENTES

Porção, 1 colher = 45 g	54,8 kcal
Carboidrato	11,6 g
Proteína	1,2 g
Gordura	0,4 g
Fibras	1,2 g
Vitaminas e minerais	0,3 g

* Arroz integral: 1 colher possui 45 g de arroz. Destes, 30,3 g são água.

O pão francês tem suas calorias divididas em 114,8 kcal de carboidratos, 18,4 kcal de proteínas e 0,9 kcal de gorduras. Portanto, menos de 1% de sua constituição em gordura. Vale a pena usar esse recurso para verificar a quantidade de gordura dos alimentos e evitar equívocos. Alguns alimentos, especialmente os que têm aspecto sequinho, como biscoito de polvilho, possuem mais gorduras do que pensamos.

TABELA DE QUANTIDADE DE CALORIAS

50 g pão francês	134 kcal
Carboidrato	28,7 g X 4 = 114,8 kcal
Proteína	4/6 g X 4 = 18,4 kcal
Gordura	0,1 g X 9 = 0,9 kcal
Fibras	0,1 g
Vitaminas e minerais	0,3 g

Primeira dica simples para quem quer emagrecer: procure pelos valores de gordura e carboidratos na tabela. Recomenda-se que o de gordura não ultrapasse 5 g. Multiplicado por 9, 45 kcal. O de carboidrato, que não ultrapasse 20 g. Convertendo para calorias, 20 X 4 = 80 kcal.

Valores superiores a estes indicam que você pode acumular gordura corporal ao ingeri-los. Claro que existem diversas situações particulares que podem mudar esses números, mas já é um bom indicativo!

ENERGIA NO CORPO HUMANO

Há um complexo caminho no organismo até os alimentos serem convertidos na energia que faz o corpo funcionar. Alimentando o corpo exageradamente, o excesso de calorias ingeridas ficará armazenado de diversas formas, como a gordura no abdômen ou em outros locais, esperando para ser usada em caso de necessidade. Ou seja: parte do que comemos fornece energia imediata e parte fica armazenada. Se colocarmos mais combustível em um automóvel do que seu tanque é capaz de suportar, o excesso transbordará. No nosso corpo não acontece isso: se exagerarmos e colocarmos mais combustível do que ele precisa, o excesso ficará armazenado no reservatório da "barriguinha". É difícil, mas se você conseguir enxergar as refeições como a hora de um prazeroso reabastecimento, irá viver com muito mais satisfação!

O trato gastrintestinal é, literalmente, um tubo atravessado no nosso corpo. Imaginem se engolirmos uma bola de gude: ela precisará ir do início ao fim do tubo, para sair nas fezes. Também podemos imaginar a estrutura do sistema intestinal como uma serpentina que passa dentro de um barril. Dependendo do tamanho do indivíduo, essa serpentina pode chegar a medir até seis metros. Começa no início da boca e vai até o ânus, passando por esôfago, estômago e intestino. O que passa por dentro da serpentina não tem comunicação com o reservatório, porém, no corpo humano, é um pouco diferente.

Quando comemos e mastigamos, iniciamos um processo que visa a reduzir o tamanho do alimento, transformá-lo em partes cada vez menores. Chegando ao estômago e, posteriormente, ao intestino, ele continua a diminuir até chegar a partículas microscópicas, que estão diluídas em água. Essas partículas são carboidratos, proteínas e gorduras. Desse tamanho, o alimento consegue passar através do tubo para o interior do corpo (o reservatório). E o primeiro local de contato com o interior do corpo é o sangue. Esse processo essencial e trabalhoso é a digestão. Vamos compreendê-la melhor a partir da análise de cada nutriente. Mas, de forma resumida, a digestão é um processo complexo de desdobramento, de quebra do alimento até que ele atinja tamanhos microscópicos que permitam sua absorção, ou seja, a passagem através da barreira intestinal para a corrente sanguínea. Sem digestão, não há absorção. Esse processo tem início na boca e vai até o final do intestino, recebendo auxílio de outros órgãos: o fígado, por meio da secreção da bílis, e o pâncreas, com as enzimas que quebram os alimentos em partes cada vez menores. Mastigar bem facilita a digestão e a absorção, aumenta a sensação de saciedade, mas não implica perda de peso. A quantidade é mais importante.

O processo de absorção é demorado e depende do tipo do alimento:

- Os gordurosos são os mais lentos (a feijoada demora a sair do estômago, por isso, ficamos "cheios" quase o dia inteiro).
- Os líquidos são mais rápidos que os sólidos. Se tomarmos uma sopa, provavelmente a fome voltará mais depressa, poucas horas depois.
- Os alimentos com fibras retardam a absorção, o que nos sacia por mais tempo.

Quando bebemos água e temos vontade imediata de urinar, não é a que entrou que está prestes a sair, e sim um reflexo do líquido que passa pelo esôfago e gera uma reação imediata de contração da bexiga, despertando a vontade, quase inadiável, de urinar. O líquido que urinamos já foi absorvido no tubo, deu uma volta por todo o corpo e foi para a bexiga. Isso demora alguns bons minutos! Alimentos sólidos, quando alcançam o estômago, também produzem reflexos. Esses, por sua vez, são chamados gastrocólicos. Podemos traduzi-los com efeitos simultâneos. A entrada do alimento pela boca provoca a dilatação do estômago e, ao mesmo tempo, movimentos no intestino grosso, no final do tubo, o que causa a vontade de defecar. Este processo é mais difícil de ser percebido. São necessárias, no mínimo, seis horas entre a chegada do alimento ao estômago, a passagem pelo intestino grosso e a eliminação pelas fezes.

Os alimentos gordurosos, como frituras ou queijos; os ricos em fibras, como pão integral, aveia ou arroz integral; ou os produtos derivados do leite podem gerar enjoos ou desconfortos abdominais se consumidos 30 minutos antes do início da atividade física.

2
DIGESTÃO E ABSORÇÃO

GORDURAS

A molécula de gordura é a maior dentre todos os nutrientes. Por isso, ela demora mais a ser digerida e absorvida. Na prática, percebemos isso quando almoçamos uma feijoada. Nos sentimos empanzinados e saciados por um bom tempo.

Quando comemos alimentos que contêm gordura, a maioria das moléculas atravessa o tubo e chega ao sangue com a ajuda da bílis. Algumas, por serem um pouco menores, como as do coco, do açaí e de outras fontes não animais, são absorvidas sem essa ajuda e todo o processo acontece com maior rapidez. Pode ocorrer, ainda, de algumas não atravessarem o tubo intestinal e, consequentemente, saírem nas fezes. Quanto mais lipídeos evacuarmos, mais amareladas e menos densas tornam-se as fezes, que, assim, tendem a boiar. Mas nem todas as fezes amarelas e pouco densas apresentam tal aspecto por esse motivo.

Depois de digeridas e absorvidas, as gorduras ultrapassam a barreira do intestino, chegam ao sangue e são transportadas por proteínas carregadoras, muito conhecidas atualmente. As duas mais famosas são o LDL, que carrega bastante gordura, suja e entope as veias e artérias, e o HDL, o colesterol bom, que carrega pouca gordura e consegue limpar o sangue; é o lixeiro do bem. Portanto, é melhor que o HDL esteja alto e o LDL baixo.

> Uma das melhores indicações de dislipidemia, gorduras no sangue, é a relação entre colesterol total e HDL. Divida o primeiro pelo segundo. Se o resultado for maior que 5, pode se preocupar. A coisa está feia! O ideal seria encontrar um quociente entre 3 e 4,5. Aí, sim, tudo bem!

Exemplo: se o colesterol total for 200 e o HDL 50, faça a conta: 200/50 = 4.

É um bom valor. Agora imagine o colesterol total 200, e o HDL 35. Logo: 200/35 = 5,7.

Essa é uma péssima situação para o sistema cardiovascular.

Os alimentos que contêm gordura são basicamente os *de origem animal*, como carne, queijo, presunto, ovos, leite; também as frituras e os preparados, como bolo, pão de queijo e biscoitos. As gorduras animais são chamadas de saturadas e contêm o temido colesterol (embora estudos recentes mostrem que a ingestão de alimentos ricos em colesterol não tem grande influência nos seus valores sanguíneos). As de origem vegetal não contêm colesterol, mas possuem o mesmo valor calórico. Um grama da gordura de uma picanha engorda o mesmo que um grama de óleo de soja. Portanto, quem quiser emagrecer não deverá usar muito azeite, mesmo sendo saudável, pois contém o ácido graxo poli-insaturado linolênico e o linoleico, popularmente conhecidos como ômega-3 e ômega-6.

Alimento	% de gordura
Arroz	8
Aveia	19
Peito de frango	14
Peito de frango à milanesa	52
Banana	1
Biscoito água e sal	30
Pão francês	1
Batata cozida	1
Batata frita	45
Ovo cozido	63

(continua)

(continuação)

Ovo frito	77
Presunto	77
Presunto de peru	7
Pão de queijo	66
Queijo minas	72
Ricota industrializada	64
Queijo cottage	36
Coxinha de frango	57
Pastel assado	49
Leite integral	51
Leite desnatado	3
Sorvete de creme	52

* Os valores referem-se à quantidade calórica, não em gramas.
Os índices podem variar por região, marca ou modo de preparo.

Não é vantagem alguma as embalagens de azeites e margarinas exibirem o dado *0% colesterol*. Como são fontes vegetais, é impossível que contenham colesterol, pois este sempre vem de alimentos de origem animal.

Gorduras como a do azeite, do peixe e da linhaça têm a função de prevenir a obstrução dos vasos sanguíneos, os processos inflamatórios, e também elevam o HDL. São ótimas para a saúde do sistema cardiovascular.

Lembro também que a droga orlistate (Xenical) inibe 30% da absorção das gorduras dos alimentos. Consequentemente, a gordura vai até o final do tubo e sai pelo ânus e, como não chega ao sangue, não engorda. Então, se não comermos gordura e tomarmos esta droga, não eliminaremos gordura alguma. De qualquer forma, são apenas 30%. Não é tão significativo para que possamos exagerar.

Alguns tipos de alimentos também podem reduzir o colesterol. Aqueles que contêm um tipo especial de fibra, como a aveia e o feijão, por exemplo, diminuem a absorção do colesterol pelo intestino. Com isso, ele sai em maior quantidade nas fezes e chega em menor quantidade no sangue. A fibra não é absorvida, ou seja, não sai do tubo, e todos os efeitos produzidos ocorrem no interior deste. Ela entra com os alimentos e sai com a evacuação, carregando essas gorduras. Ou seja, ela não vai até a corrente sanguínea e limpa as artérias, como às vezes se pensa. Seria bom demais.

Como você vive no mundo moderno, certamente já ouviu falar nos triglicerídeos. São moléculas de gordura, e o aumento de sua concentração no sangue pode provocar, principalmente, trombose e entupimento das artérias do coração. Curiosamente, açúcares e álcool também contribuem para o aumento dos níveis de triglicerídeos. Assim, redobre o cuidado com pão branco, doces e cerveja. Neste livro, triglicerídeos, lipídeos e gorduras podem ser traduzidos da mesma forma para mais fácil compreensão.

No entanto, nem tudo é nocivo. As gorduras também desempenham papel importante em nosso organismo: formação hormonal, divisão celular, estoque energético, termorregulação, entre outras.

Observe se você está comendo muitos alimentos de origem animal na mesma refeição, já que eles contêm mais calorias, colesterol e gordura que os de origem vegetal. Evite, em situações corriqueiras, ingerir de uma só vez dois bifes, ou carne e ovo, ou leite integral, queijo e presunto.

PROTEÍNAS

As proteínas são sequências gigantescas de aminoácidos. Pensem na proteína como um livro e nos aminoácidos como letras do alfabeto. Temos vinte e seis letras e conseguimos escrever qualquer livro e, com os vinte aminoácidos existentes, produzir qualquer proteína.

Antes de chegar ao sangue, as proteínas precisam ser quebradas. Isso consome, aproximadamente, 12% do valor calórico ingerido, maior percentual entre todos os nutrientes. Na prática, significa que

100 kcal de leite desnatado ou carne magra engordam menos que 100 kcal de pão ou biscoito. Engordaríamos menos se comêssemos só proteínas, mas isso seria inviável para a vida humana. Além de precisarmos também de carboidratos e gorduras, é praticamente impossível encontrar algum alimento que contenha apenas proteínas.

Aqui é importante desvendar um mito: se tomarmos colágeno em cápsula (proteína ingerida com a intenção de retardar o envelhecimento por firmar a pele), ele será quebrado e absorvido, o que não significa que vai ser formado novamente no organismo. Não é assim que funciona. Seria difícil como quebrar um muro de tijolos e reconstruí-lo com todos eles exatamente no mesmo lugar. O corpo sabe de quanto colágeno e outras proteínas precisa e as sintetiza de acordo com essa necessidade, a partir dos aminoácidos provenientes das proteínas dos alimentos ingeridos.

Existem oito aminoácidos essenciais que não são produzidos pelo nosso corpo. Para obtê-los, devemos nos alimentar, diariamente, de produtos animais, como derivados do leite e carne, ou de combinações de cereais com leguminosas, como arroz e feijão. Da mesma forma que é impossível escrever um livro sem a letra A, poderemos ter dificuldade de ganho de massa muscular, diminuição da imunidade e da reparação dos tecidos, perda da qualidade da pele, dos cabelos, das unhas e outros problemas se não ingerirmos boas proteínas que contenham todos os aminoácidos.

> Procure comer uma fonte de proteína em toda refeição. Inclusive nos lanches. Faça um esforço. Leve leite em pó, iogurte, queijo e presunto de peru para o trabalho. Na lanchonete, peça uma vitamina de frutas com leite em vez de um salgado. Até o famoso misto-quente pode ser um bom lanche. Você ficará com o metabolismo mais acelerado, facilitando o emagrecimento e o ganho de massa muscular.

Os alimentos com maior teor de proteína são os de origem animal, como carne, queijo, leite e iogurte, e também as leguminosas, representadas, principalmente, pela soja e o feijão. Tome bastante cuidado com os primeiros, pois contêm muita gordura. Por exemplo: 67% das calorias de um bife de boi grelhado são em forma de gordura e 33% em forma de proteínas. No leite integral, 51% das calorias totais são gordura e 24% proteína. Os produtos light de origem animal possuem mais proteínas e menos calorias: no leite desnatado, 43% das calorias são proteína e 2% gordura, e, no presunto de peru, as calorias são 87% proteína e 8% gordura. Portanto, para quem deseja reduzir o consumo de lipídeos, vale a pena consumir produtos light ou com baixo teor de gordura. Porém tenha em mente que reduzir o consumo de gorduras

Alimento	Proteína
Arroz, 1 colher grande	2,1 g
Aveia, 2 colheres de sopa	1,2 g
Peito de frango, 80 g	14,2 g
Feijão, 1 concha média	6,3 g
Banana-prata	0,3 g
Soja, 2 colheres de sopa	5,0 g
Pão francês	4,6 g
Batata cozida, 1 unidade média	1,4 g
Mandioca, 1 pedaço médio	0,9 g
Presunto de peru, 2 fatias	7 g
Pão de queijo, 1 unidade média	4 g
Queijo minas, 2 fatias	6 g
Salsicha, 1 unidade	7 g
Queijo cottage, 1 colher de sopa	8 g
Leite desnatado, 200 ml	7 g
Ovo cozido	7,2 g
Iogurte, 100g	8 g

não significa que irá emagrecer. Isso pode até aumentar o apetite e a compulsão pela comida. É um engano achar que, quando comemos carne, ingerimos somente proteínas.

Proteínas são extremamente importantes para nosso organismo, e sua falta pode causar prejuízos à saúde: perda de massa muscular, redução do crescimento e da renovação celular, disfunção de órgãos e tecidos, entre outros. Seu excesso sobrecarrega rins e fígado. Portanto, se você não tiver problemas de saúde, há uma maneira simples de saber se está ingerindo a quantidade adequada de proteína: faça um relatório do que comeu durante o dia; some a quantidade de proteína dos alimentos da tabela; o resultado deve ser um grama de proteína para cada quilo do seu peso corporal.

CARBOIDRATOS

Para entendermos os processos digestivos e absortivos dos carboidratos, devemos, antes, responder à questão: *qual a diferença entre carboidrato, açúcar e glicose?* Glicose e açúcar (sacarose) são alguns dos tipos de carboidratos, assim como a frutose, o açúcar das frutas. Portanto, açúcar é carboidrato. Segundo, glicose é uma molécula. O açúcar é a união de uma molécula de glicose e outra de frutose. Carboidratos, como o amido, são a união de diversas moléculas de glicose.

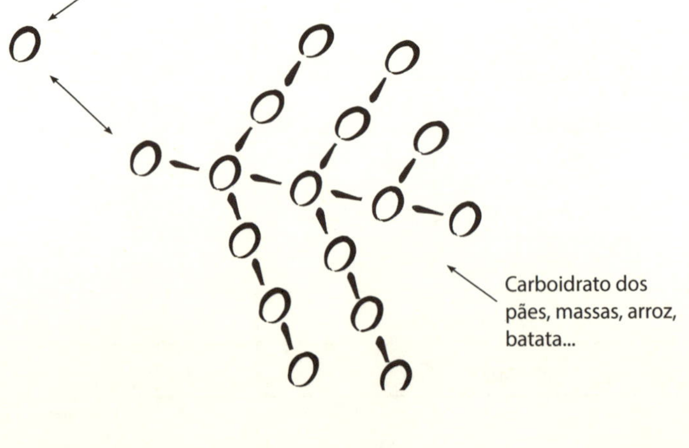

A ilustração mostra a diferença básica entre açúcar, moléculas não ligadas entre si, e carboidrato complexo, moléculas de açúcar ligadas entre si. Os dois são carboidratos.

No entanto, o carboidrato complexo precisa ser digerido para depois ser absorvido. Ou seja, precisa ser quebrado em moléculas menores, para posteriormente atravessar a barreira intestinal. Substâncias grandes, como as da figura anterior, não atravessam o tubo. Por isso, demoram mais a chegar ao sangue do que a glicose e o açúcar. Então, não faz diferença misturar alimentos como batata, arroz, macarrão? Não, não faz. Não engorda mais nem menos, pois as moléculas são as mesmas. O corpo não sabe de qual alimento elas vêm.

Outra questão comum: quantos pães posso comer por dia? Não existe resposta correta. Seria melhor perguntar: quanto de carboidrato posso comer em cada refeição? O organismo não sabe se a glicose que entrou na corrente sanguínea veio do pão ou da mandioca. Se comer um pão de manhã e um à tarde, não se recrimine se quiser comer outro à noite. Depois de poucas horas, o corpo não se lembra mais do que comeu. A digestão e a absorção já aconteceram, e o que deveria ser armazenado já foi.

Existem algumas diferenças entre comer cem moléculas de glicose vindas do açúcar, como em um refrigerante, ou de um carboidrato complexo, como o amido do arroz. A principal é a velocidade da absorção e a rapidez com que a glicose chega ao sangue. Você já pode imaginar que, por ser menor, a molécula de açúcar atravessa a barreira com muito mais facilidade. Isso faz uma enorme diferença para o corpo humano. Graças à diferença nessa velocidade, a batata, a aveia e o arroz integral não são grandes vilões para diabéticos, como os doces, apesar de o sangue receber a mesma glicose.

O boi engorda muito e come grama, que para os humanos seria salada. Como o boi consegue retirar muita energia da "salada" e os humanos não? Primeiro, porque a fibra é uma grande sequência de glicose, assim como o carboidrato complexo; porém, a ligação entre as moléculas é um pouco diferente, chamada de alfa-1,4. Nós não conseguimos quebrá-la e digeri-la, mas o boi consegue. Nos humanos, ela passa direto pelo tubo até o final do intestino, sai nas fezes e não engorda. Nos bovinos, ela fornece glicose. Então, para eles, grama é como um pão.

É comum escutar dos pacientes, no consultório, que a culpa de eles engordarem é dos carboidratos. Devido às dietas com restrição deste nutriente, ele se tornou um vilão. Mas, normalmente, o pecado está na quantidade que comemos. É fácil comer mais carboidrato do que o corpo necessita em cada refeição. E há um segundo problema. Muitos carboidratos vêm acompanhados de gorduras. Macarrão com molho branco. Biscoitos, que normalmente têm gordura demais. O metabolismo precisa processar o excesso e acabamos estocando energia na forma de gordura.

3
VITAMINAS E MINERAIS

E as vitaminas e minerais, engordam? A resposta é não. Então, por que sempre escutamos dos nossos pais que devemos comer salada, que contém bastante vitamina, para ficarmos fortes? Qual o papel das vitaminas e minerais no corpo humano? Falaremos rapidamente deles e depois voltaremos à energia.

Imagine que tivemos um pequeno corte na pele. O corpo imediatamente sabe que precisa cicatrizar a ferida, pois, se ficar aberta, poderá causar infecções. O processo de cicatrização depende, por exemplo, de zinco. Se não comermos alimentos ricos em zinco, a cicatrização vai acontecer, mas não tão perfeita quanto poderia. Também precisamos de zinco para outras funções sistêmicas vitais em diversos órgãos. Uma cicatrização "bonita", sem marcas, não é fundamental para a sobrevivência. Portanto, o corpo, inteligentemente, nos mantém vivos, mas deixa de lado outras coisas que julgamos importantes: unhas e cabelos fortes, visão, crescimento, sistema imunológico, massa muscular. Por exemplo: se uma pessoa nascer geneticamente programada para ter 1,80 m de altura, mas lhe faltar cálcio durante a infância, chegará somente a 1,75m. O corpo não atingiu 100% do que poderia, pois teve que poupar cálcio para outros processos vitais. É como o óleo para o motor. Sem ele, o carro não anda por muito tempo, mesmo com combustível. Ou seja, mesmo fornecendo energia (carboidratos, proteínas e gorduras), nosso corpo pode não funcionar adequadamente. Se consumirmos somente alimentos industrializados, como refrigerantes, sucos em pó, salgadinhos em pacotes, biscoitos e outros alimentos do gênero, não fornecemos tudo de que nosso corpo precisa. Retomaremos, posteriormente, essa lógica para explicar o ganho de massa muscular e a importância da nutrição.

Quase todas as novidades e descobertas alimentares mostradas pela mídia são atribuídas às vitaminas ou aos minerais, às vezes com a ajuda de outras substâncias. Por exemplo: o tomate evita câncer. Não é a fruta em si que possui poderes milagrosos, e sim a vitamina E e o licopeno, que são antioxidantes e previnem a doença. Todos os outros alimentos que os contêm proporcionam os mesmos benefícios.

Existem dois grupos de vitaminas: lipossolúveis e hidrossolúveis. As primeiras são representadas pelas vitaminas K, A, D e E, que podem ser estocadas no corpo. Todas as outras, como a vitamina C e as do complexo B, são hidrossolúveis, podem ser eliminadas pela urina e são difíceis de estocar. Portanto, coma salada de vegetais e frutas todos os dias. Se isso for impossível, vale a pena utilizar um suplemento po-

INGESTÃO DE VITAMINAS

Vitamina	Importâncias	Principais fontes
A	Sistema ósseo, visão, pele e reprodução	Fígado, leite, queijo, espinafre e batata-doce
D	Sistema imunológico e ósseo	Peixes, laticínios e ovos
E	Remoção dos radicais livres e prevenção contra câncer	Óleos de sementes e oleaginosas
K	Cicatrização e saúde do fígado	Vegetais com folhas verdes e carnes
Vitaminas do complexo B, B1, B2, B6, ácido fólico, B12	Fornecimento de energia ao corpo, formar e reparar todos os órgãos do corpo	Carnes, vegetais, frutas e cereais integrais
Vitamina C	Saúde da pele, absorção de ferro e manutenção do sistema imunológico	Frutas ácidas e vegetais

livitamínico e polimineral (para melhores informações, consulte um especialista). Tome bastante cuidado com o excesso de ingestão das vitaminas, que pode ser tóxico e causar ou agravar problemas no fígado e nos rins, por exemplo.

Vitaminas e minerais são fundamentais para que nosso corpo funcione bem. Para isso, não deixe faltar na sua alimentação:

- 3 frutas e 3 vegetais diferentes por dia;
- Oleaginosas, castanhas, amêndoas;
- Carne ou ovo;
- Derivados do leite.

IMPORTÂNCIA DOS MINERAIS

Minerais	Função	Principais fontes
Ferro	Prevenção de anemias	Carnes
Cálcio	Ossos, dentes e contração muscular	Laticínios e alguns peixes
Zinco	Reparação dos tecidos e antioxidantes	Fígado, ostras, leguminosas e oleaginosas
Potássio	Sistema nervoso, sanguíneo e metabólico	Frutas, vegetais e leguminosas

4
ENTENDENDO MELHOR O CORPO

Se, ao acabar de ler este livro, você tiver guardado na memória o exemplo a seguir, considero minha missão cumprida quanto à compreensão de um dos mais importantes princípios do funcionamento do corpo humano: como ele aproveita e armazena a energia daquilo que ingerimos. Portanto, leia devagar e atentamente.

Pense num supermercado com 30 caixas registradoras, onde entram quatro diferentes tipos de clientes. Imagine que são mulheres, adultos, crianças e idosos que carregam placas de gorduras, de carboidratos (simples e complexos) e de proteínas. Para melhor compreensão deste exemplo, iremos desconsiderar o álcool.

Independentemente do tipo de cliente, imagine que hoje irão ao supermercado mil pessoas. Metade à hora do almoço e metade às 19 horas. Quando essas pessoas terminarem de fazer as compras e se dirigirem ao caixa, serão formadas filas. São somente 30 caixas e quinhentas pessoas para pagar. No nosso corpo, as "filas" viram gordura e são armazenadas naqueles locais indesejáveis: barriga, quadril, braços. Não importa se os caixas ficam vazios por um longo período do dia. Serão formadas filas da mesma maneira quando entrarem muitas pessoas ao mesmo tempo. Pior: se isso se repetir diariamente, o dono do supermercado, que é um empresário bastante pessimista, demitirá dois funcionários dos caixas, pois eles ficam sem trabalho durante quase todo o dia. Quando entrarem quinhentas pessoas novamente, as filas serão ainda maiores. Traduzindo para o nosso corpo: quando comemos muito de uma só vez, quer seja pão, fruta ou carne, acumulamos muita gordura corporal. Se ficarmos muito tempo em jejum, ao comermos novamente, a chance de engordar é maior. O número de caixas será reduzido, ou seja, o corpo armazenará mais gordura. De cada 100 calorias, ele armazenaria 30 em gordura, mas, após um longo jejum, seriam 40, por causa do menor número de caixas. Portanto, não é vantagem ficar sem comer por tempo demais, seja sentindo fome ou não.

Se forem mil pessoas ao supermercado, mas divididas em cinco vezes, as filas serão bem menores ao longo do dia. Se dividirmos o fluxo em seis vezes, menos pessoas irão esperar, o que significa que acumularemos menos gordura, mesmo que entrem mil pessoas diariamente. Com a mesma quantidade de calorias por dia, podemos engordar mais ou menos, e até mesmo emagrecer. Se entrarem pessoas seis vezes por dia, o dono do supermercado não poderá demitir ninguém. Traduzindo para o nosso corpo, se você comer equilibradamente durante o dia, não haverá acúmulo das calorias. Você poderá até ingeri-las em maior quantidade e não engordar.

Cada vez que você fica muito tempo sem comer, seu organismo diminui a capacidade de processamento de calorias e se prepara para aumentar o armazenamento na próxima refeição. Passa-se, então, a ganhar mais peso, mesmo comendo menos. Um pão ou qualquer outro alimento engorda muito mais depois de cinco horas de jejum. Sei que você conhece pessoas que comem pouco e, ainda assim, têm problemas com a balança. Isso ocorre porque as "filas" se formam facilmente, mesmo que entrem poucos clientes no supermercado. Elas têm um elevado índice de armazenamento de energia dos alimentos (na forma de gordura), pois com frequência fazem restrição alimentar, demitindo sempre um caixa.

Suponha que alguém faça um regime, emagreça 6 quilos, depois os recupere novamente e, num espaço de dois anos, tente o regime novamente. A perda de peso será, fatalmente, bem mais lenta. Um dos motivos é a maior eficiência adquirida pelo corpo em armazenar gordura, mesmo comendo menos (menor número de caixas e maiores filas). No futuro, comerá pouco e, ainda assim, terá problema com a balança. Quem já fez mais de um regime sabe disso.

Outra situação pior acontece com grande frequência: pense que esta semana irão ao supermercado 7 mil pessoas. De segunda a sexta, o supermercado ficará vazio. Não entrará quase ninguém. No final de semana, lotará. Todos deixarão para fazer as compras sábado e domingo. Nesse caso, o dono do supermercado demitirá um número ainda maior de caixas, pois muitos ficarão à toa quase todos os dias. No final de semana, sem dúvida, as filas serão maiores. Não adianta comer pouco durante a semana inteira para se esbaldar em dois dias! Você engordará muito mais, mesmo que a soma de calorias na semana seja a mesma. Se for comer 7.000 calorias por semana, tente dividi-las igualmente durante os dias. Terá um resultado bem melhor e o peso perdido não retornará facilmente.

=	=	=	=	=	2.000 kcal	2.500 kcal	**= 7.000 kcal semana**
500 kcal	500 kcal	500 kcal	500 kcal	500 kcal	=	=	
2ª-feira	3ª-feira	4ª-feira	5ª-feira	6ª-feira	sábado	domingo	

Todos os que comem pouco de segunda-feira a sexta-feira e muito nos finais de semana têm tendência a engordar. Se você faz dessa maneira, mude, ou não irá atingir seus objetivos de definição, enrijecimento ou emagrecimento.

Repare nas pessoas que conhece. Quase todos os que travam uma incansável luta contra a balança não se alimentam de forma equilibrada. Alternam entre comer muito e comer pouco. Um mês de dieta, um fora da dieta. Meio de semana comendo regradamente, final de semana desregradamente. Ou seja, muitos compradores de uma vez e, em outro período, quase ninguém. Dessa maneira, você está treinando seu organismo a absorver e armazenar o máximo de calorias possíveis. Engordar ficará muito fácil, e seu objetivo estará cada vez mais longe.

1.000 kcal	1.000 kcal	1.000 kcal	1.000 kcal	1.000 kcal	1.000 kcal	1.000 kcal	**= 7.000 kcal semana**
2ª-feira	3ª-feira	4ª-feira	5ª-feira	6ª-feira	sábado	domingo	

* Dessa maneira você mantém o metabolismo alto e com grandes chances de emagrecer.

Não tente compensar, é pior. Se você souber que terá uma festa, irá a um rodízio ou à casa da mãe à noite, não adianta ficar sem comer até lá ou diminuir no café da manhã ou no almoço. Quando chegar a hora, além de comer mais do que o normal, seu corpo aproveitará toda a energia e armazenará mais gordura, pois alguns caixas estarão fora de funcionamento. As filas se formam apesar do jejum anterior. E, também, se você comeu mais do que pretendia em uma só refeição, não adianta tentar compensar ficando sem comer por horas e horas. As filas já foram formadas, você já acumulou gordura. O simples fato de se privar de alimento durante um longo período não contribui para emagrecer. Reflita sobre a atitude do seu exagero e retome seu plano alimentar.

Muitas vezes, quando o paciente chega ao consultório, eu pergunto o que ele comeu no dia anterior, e é comum escutar: "Ah! Não posso te contar, pois como sabia que iria cortar tudo de gostoso, estava me despedindo da comida." Quando escuto isso, já imagino o trabalho que teremos pela frente. A mentalidade do "hoje eu posso" ou "é só uma vez, então não tem problema" leva ao insucesso total. Não adianta fazer jejum no dia seguinte. Esse excesso não se paga. As calorias que se acumularam não serão anuladas.

Dando sequência à comparação, o dono do supermercado demite os caixas porque pensa que o movimento ficará fraco por um bom tempo. O sistema que controla nosso organismo também julga necessário diminuir o metabolismo, gastar menos, e para isso aumenta a eficiência do armazenamento de energia. Ele acredita que a comida à disposição tenha ficado escassa, como ocorreu muitas vezes aos ancestrais da nossa espécie, que não tinham acesso a alimento sempre que queriam. O corpo faz isso com o intuito de preservar a vida: se entra pouco, tem que gastar pouco. Pense nisso como no dinheiro: se você perder seu emprego ou sua fonte de renda, também precisará gastar menos no dia a dia e, quando entrar algum dinheiro, você deverá economizá-lo para pagar as contas.

Existem duas maneiras de diminuir o número de caixas e causar, cronicamente, o aumento de peso com a diminuição da capacidade do nosso corpo de processar a energia quando comemos:

- Ficar muito tempo sem comer por cerca de cinco horas;
- Ingerir poucas calorias (menos de 1.000 por dia para qualquer adulto).

Quase todos os regimes buscam resultados rápidos; para isso, precisam reduzir o consumo de calorias. Consequentemente, o número de caixas diminui bastante e, quando a pessoa volta a uma dieta normal, ou até mesmo menor que antes, engorda novamente, pois a chance de formar fila é enorme. Para buscar um sucesso duradouro, preste atenção a essas situações.

Teoricamente, duas pessoas do mesmo sexo, idade e peso têm o mesmo metabolismo. Mas, na prática, se uma dessas pessoas fizer regime constantemente, o gasto calórico diário dela poderá ser até 500 kcal menor, o equivalente a quatro pães ou dez colheres grandes de arroz. É muito!

O metabolismo pode ser reduzido por:

- Falta de padrão alimentar: em um dia come-se pouco, e, em outro, muito; ou por tentativas de compensar exageros;
- Carências de vitaminas e minerais;
- Má hidratação;
- Baixa ingestão de proteínas;
- Envelhecimento.

(Todas essas situações serão descritas ao longo do livro.)

Como falamos no início do capítulo, apenas quatro nutrientes engordam, isto é, entram no supermercado: carboidratos, proteínas, gorduras e álcool. No entanto, vou tratar das bebidas alcoólicas em um parágrafo à parte. Por enquanto, seria vantajoso dividir o grupo dos carboidratos em dois: os complexos (pães, arroz, feijão, massas, biscoitos) e os simples (doces, mel, picolé, refrigerante, achocolatados). Lembre-se de que açúcar é um carboidrato.

Há muitas diferenças entre as pessoas que entram no supermercado (gorduras, proteínas, carboidratos simples e complexos). Isso exige um pouco mais de conhecimento técnico. Portanto, é importante explicar dois conceitos. Primeiro, que os açúcares e a farinha branca (carboidratos simples), especialmente, têm menos caixas disponíveis. Ou seja, a chance de formarem fila é maior para esses dois grupos. Em termos práticos, 100 kcal de pão branco ou refrigerante engordam mais que 100 kcal de carne, ovo ou aveia, por exemplo.

E o segundo é que, se comemos muito carboidrato em uma refeição, mesmo que seja um carboidrato bom, como o do feijão, da quinoa ou da batata-doce, a gordura da refeição passa a engordar mais. É como se os carboidratos "entupissem" os caixas do supermercado. Consequentemente, a gordura forma uma fila. Portanto, se não exagerarmos nos carboidratos, as gorduras não fazem tão mal como pensamos (exceto gorduras ruins, como as das frituras e as hidrogenadas).

O que dificulta colocar esse conhecimento em prática é o fato de que muitos alimentos têm um pouco de tudo. Com poucas exceções, carboidratos vêm de fontes vegetais, e proteínas e gorduras de fontes animais. Mas, quando se mistura os ingredientes de um bolo, pão de queijo ou biscoitos, por exemplo, eles passam a ter carboidrato, gordura e proteína.

Altos níveis de glicose no sangue tendem a provocar mais prejuízos ao corpo do que gordura. Por isso, ele se ocupa em processá-la primeiro. Basta ver o quanto a glicose pode variar em uma pessoa saudável. Em jejum, fica perto de 80 mg/dl, e, depois de uma refeição, chega no máximo a 140 mg/dl. O corpo não permite um aumento muito grande deste nível, pois faria muito mal à saúde. Já os triglicerídeos estão perto de 120 mg/dl em jejum, mas podem facilmente quadruplicar depois de uma refeição mais calórica, chegando perto de 500 mg/dl. Assim, consumindo carboidratos na medida certa, dá até para comer mais gordura. Porém, quando se passa da conta no arroz, no pão, na batata, na cerveja, cuidado com a ingestão de gorduras.

O papel das fibras no nosso corpo é bem interessante. Primeiro, elas não fazem compras. Podem ir ao supermercado, pesquisar preços, não comprar nada e ir embora. Logo, como "não pegam fila", não fazem engordar.

Quando a fibra entra no supermercado? Quando comemos salada e alimentos integrais, principalmente. Graças a elas, alguns clientes demoram mais tempo para fazer seu carrinho, e, assim, enquanto algumas pessoas ainda estão comprando, outras já terminaram, chegaram ao caixa, pagaram e foram embora. As filas serão menores, e, assim, mesmo que o arroz integral tenha o mesmo valor calórico do arroz branco, a chance de as calorias dele virarem gordura é menor.

Pelo fato de os clientes demorarem mais a comprar quando as fibras estão presentes, o supermercado fica cheio por mais tempo. Com isso, algumas pessoas que pensavam em entrar desistem, deixam para depois. No nosso corpo, as fibras aumentam a saciedade. Se você comer um pão integral, demorará mais tempo até sentir fome de novo do que se ingerir um pão francês.

Para pessoas com alteração nos níveis de glicose no sangue, as fibras também diminuem a velocidade com que os açúcares vão ao caixa. Com isso, a glicemia fica sob controle depois da ingestão de um doce. Portanto, deixe-o para depois de um almoço com bastante salada, mas cuidado com o excesso de comida. Diminua a quantidade de arroz na refeição, por exemplo.

Outro papel das fibras é ser "inconveniente" com os lipídeos, inclusive com o colesterol. Com isso, alguns deles, que já estavam dentro do supermercado, desistem de comprar e vão embora. Traduzindo: quando comemos, na mesma refeição, alimentos gordurosos e outros com fibras (tais como carne e salada ou leite com granola), estas carregam uma quantidade de gordura e colesterol para fora, nas fezes. Fibras não vão para a fila e não engordam. Por isso, aveia, semente de linhaça, laranja, limão e folhosos são recomendados para quem tem colesterol alto.

Quando calculamos corretamente o gasto calórico diário de uma pessoa e achamos o valor de 2.000 kcal por dia, não significa que, se ela comer abaixo de 1.500 kcal, irá emagrecer, ou, se comer acima de 2.500 kcal, irá engordar. Isso vai depender:

- Do número de refeições diárias: se fizer menos que três, certamente irá engordar;
- Do tempo em que permanece em jejum: se quiser emagrecer, não deve ficar mais de 4 horas sem comer;
- Da quantidade de açúcar e gordura: quanto maior, pior; diminua a quantidade de fast-food, biscoito recheado, refrigerantes, frituras e salgados.

A ATIVIDADE FÍSICA E O SUPERMERCADO

Quando pensamos no exemplo do supermercado, fica muito fácil entender um dos principais papéis da atividade física, que é, justamente, auxiliar o processo de emagrecimento.

Vamos supor que você tenha comido bastante naquele café da manhã de hotel ou em alguma outra refeição. Se fizer uma atividade física até duas horas depois, haverá uma grande chance de as calorias não virarem gordura, não se acumularem no corpo. É como se, no supermercado, entrassem muitas pessoas de uma só vez e o dono, muito bem-humorado devido à atividade física, contratasse momentaneamente mais vinte caixas e fizesse com que todos trabalhassem a pleno vapor. Com isso, a chance de formar fila e engordar é bem menor, mesmo ingerindo mais calorias. A capacidade de processamento de energia do organismo humano aumenta muito.

A atividade física é a responsável por essa contratação momentânea de mais funcionários e maior eficiência no trabalho. Ou como se fosse um aumento salarial. O corpo em esforço precisa de mais combustível. Em vez de guardá-lo armazenando gordura e tirar energia de outro lugar do estoque, ele usa as calorias que acabaram de ser ingeridas. Mas se você esperar de três a quatro horas após a ingestão para começar a atividade física, as filas já terão sido formadas e as gorduras, acumuladas; por exemplo: comer à noite e fazer atividade física no dia seguinte pela manhã; comer muito no almoço e tentar compensar com atividade física à noite.

Só tenha cuidado para não fazer atividade física logo depois de uma refeição muito gordurosa ou volumosa, pois o estômago e o intestino irão competir pelo sangue com os músculos. Essa briga não é nem um pouco agradável para nosso corpo.

Com uma rotina alimentar equilibrada, conseguimos comandar nosso metabolismo. Isso é fundamental para quem quer perder peso. Procure adequar sua rotina do meio de semana à do final de semana, e a da manhã à da noite. Não exagere e também não se alimente pouco.

Mesmo após seu término, a atividade física exerce influência sobre o corpo humano. Quando acabamos de fazer qualquer ginástica, nosso organismo mantém o metabolismo alto, precisando de energia para repor o que foi gasto durante o esforço. No supermercado: após o bom humor do patrão, ele mantém um maior número de caixas e ainda com maior eficiência; não tão grande como durante a atividade física, mas bem maior que o normal.

Muitos me perguntam se há uma solução para comermos muito de uma vez, sem engordar. Será que não podemos nunca escorregar na alimentação? Quase todos acham que "de vez em quando" não tem problema e querem se dar um prêmio às vezes. Na realidade, isso não é possível. Exageramos na alimentação, fila no caixa. Entraram muitas pessoas de uma só vez, acumulamos gordura. Isso vale mesmo que ocorra só uma vez na semana. A única maneira de comermos mais que o normal e não aumentarmos o depósito de gordura é fazer atividade física poucas horas antes do excesso. Repito que, após a ginástica, os caixas estão mais numerosos e continuam a funcionar a pleno vapor. Com isso, mesmo que entre um número maior de pessoas, isto é, comendo mais, não serão formadas filas (não armazenaremos gordura) ou estas não serão tão grandes. A maior eficiência dos caixas é representada pela grande necessidade muscular de repor o que foi gasto no esforço: glicogênio, proteínas e triglicerídeos intramusculares. As calorias ingeridas se desviam dos depósitos de gordura para os músculos. No entanto, se comermos alimentos gordurosos, haverá chance de "formar fila", e isso não ajudará os músculos a se recuperarem. Portanto, batata frita, torresmo e salgado não ajudam no seu resultado físico e engordam mesmo após a suada ginástica.

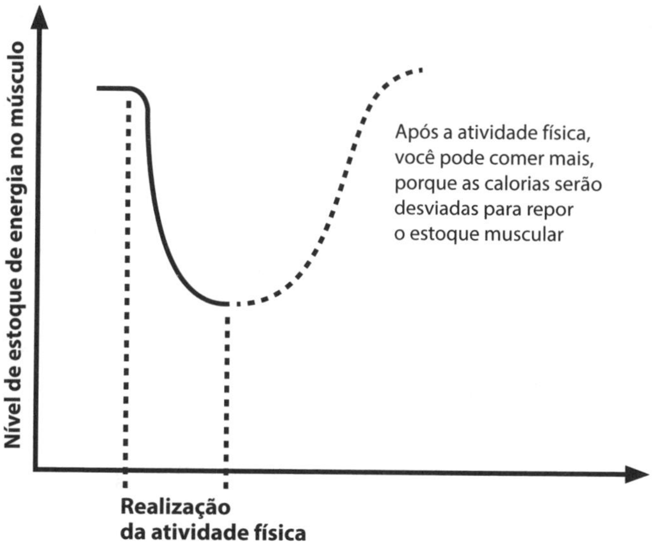
Nível de estoque de energia no músculo
Após a atividade física, você pode comer mais, porque as calorias serão desviadas para repor o estoque muscular
Realização da atividade física

* Até poucas horas depois de finalizada a atividade física, o corpo aceita mais calorias do que o habitual. Portanto, se tiver que ser, essa é a melhor hora para dar aquela escapulida da alimentação.

Nunca procure um número exato para isso. Não existe regra. Ninguém é capaz de lhe falar o quanto você pode comer sem engordar. Existem somente probabilidades. Por exemplo: o arroz integral, por causa das fibras, tem menor chance de virar gordura do que o arroz branco, que é muito menos provável de virar gordura que um refrigerante, por causa do açúcar, mesmo que todas as porções tenham o mesmo valor calórico. Presunto suíno ou leite integral formam mais filas que presunto de peru ou leite desnatado, por causa das gorduras.

Suponha que você faça uma atividade física e gaste 300 kcal. Se ingerir, logo a seguir, a mesma quantidade de calorias por meio de alguma fritura, com certeza engordará. Lembre-se: gorduras e açúcares são casos especiais. Nesse caso, a conta de 300 kcal da comida menos 300 kcal da ginástica não será igual a zero. Ao passo que, se as calorias vierem de iogurte desnatado, cereal ou frutas, certamente não se transformarão em gordura. No nosso organismo, não existe calculadora.

Se seu desejo é emagrecer, definir ou enrijecer a musculatura, vale a pena aprimorar seu condicionamento físico. Quanto melhor seu preparo, mais energia você será capaz de gastar durante a atividade física. Pense que está correndo a 10 km/h ao lado de uma pessoa que tem a mesma idade e o mesmo peso. O gasto calórico de vocês será igual, mas se ela tiver melhor condicionamento físico será capaz de aumentar a velocidade para gastar mais calorias. Mesmo que você sue mais, esteja com uma expressão maior de cansaço e com a frequência cardíaca mais elevada, vocês não gastarão o mesmo valor calórico. Não se deve calcular gasto calórico somente pelos batimentos cardíacos, como os relógios monitores o fazem.

A pessoa mais bem condicionada queima mais gordura e abre mais caixas, dificultando a formação de filas. Come mais e não engorda. O condicionamento físico é justamente isso: capacidade de gastar mais calorias. Se você não é capaz de correr 10 quilômetros, é porque seu corpo não consegue fornecer, por diversos fatores, energia para essa atividade. Para gerar energia, o organismo necessita se adaptar cada vez mais às exigências: os músculos mudam sua estrutura interna e externa, o sistema cardiovascular se torna mais eficiente, a capacidade pulmonar aumenta, entre muitas outras transformações que melhoram o preparo físico.

As pessoas que fazem musculação com o intuito de ficarem mais fortes ou firmes merecem um parágrafo à parte. Primeiro, nestes casos, as séries deverão ser curtas, até quinze repetições, e com bastante peso. Dessa maneira, acontece uma grande ruptura de algumas micropartes constituídas de proteínas da musculatura. A fim de preparar melhor os músculos para o próximo treino, o corpo precisará repor e até aumentar a quantidade dos componentes que foram gastos. Assim, o organismo desvia muitos nutrientes dos alimentos para essa reconstrução.

Portanto, poderemos comer mais e não engordar. Não é que o metabolismo esteja muito mais alto, como acontece durante os treinos aeróbicos; é que as calorias extras irão para os músculos. No supermercado, seria como se o proprietário contratasse outros colaboradores, que ficam observando o movimento. Se uma fila começar a se formar, eles farão o papel dos caixas, e isso diminuirá o número de pessoas que aguardam.

Invista em melhorar o seu condicionamento físico. Corra, nade, malhe cada dia mais. Torne a atividade física um hábito na sua vida. Faça sempre que puder. Exercite-se quatro vezes por semana, no mínimo, o que representa mais da metade dos sete dias. Escolha a atividade que mais gosta de praticar e vá em frente!

Os funcionários contratados, após o treinamento com peso, podem continuar trabalhando por até mais dois dias. Mas, se foram contratados vinte colaboradores, a cada hora que passar sem novo treinamento, um deles será demitido. Portanto, é logo após o treino que você deve, e pode, comer mais. Se você foi à academia pela manhã e à noite jantou mais do que deveria, as calorias ingeridas ainda serão desviadas para os músculos. Você pode comer mais e não engordar! Se fizer academia de segunda a quarta-feira, pode comer um pouco mais. Esse é o maior benefício da musculação no que diz respeito ao controle de peso. Maior número de funcionários, menos filas! Você não emagrece mais, mas a comida o engorda menos! Por exemplo, se alguém está fazendo uma dieta com 1.500 calorias diárias, os exercícios aeróbicos vão ajudar a perder mais gordura e a emagrecer mais rápido. Nesse caso, a musculação com séries curtas e pesadas não auxilia tanto, pois a ingestão calórica está baixa. Os funcionários contratados ficarão sem serviço, visto que, ao comer pouco, nunca serão formadas filas.

Musculação gasta energia e ajuda a emagrecer, mas não como os exercícios aeróbicos. Esses diminuem a chance de depositarmos gordura quando comemos, isto é, aumentam o número de funcionários para não gerar fila, mas não como a musculação. Ou seja: cada um tem seu benefício. Leve esse exemplo para sua vida e escolha o que melhor lhe convém. Se quiser emagrecer e estiver de regime, prefira exercícios aeróbicos, como corrida, ciclismo ou natação. Se não estiver de dieta, pelo contrário, comendo bastante, musculação também é uma boa escolha. Você não engordará e poderá até perder aquela gordurinha, caso não aumente as calorias ingeridas.

Nos capítulos a seguir, explicaremos, detalhadamente, como e por que o corpo toma determinadas atitudes. Compreendendo melhor a máquina humana na qual vivemos, o dia a dia poderá ser bem melhor!

5
O QUE É O METABOLISMO?

O conceito clássico de metabolismo está relacionado aos processos vitais que acompanham as exigências do nosso corpo ao longo da vida. Por exemplo, o metabolismo do adulto é menor, em proporção, que o de um recém-nascido, pois esse está em pleno crescimento e multiplicação celular. Também podemos entender metabolismo como a energia gasta para nos manter vivos. Ele pode se alterar de acordo com nossas atividades: fica baixo quando dormimos e alto quando praticamos atividade física.

Embora pareça invisível, vamos tentar enxergá-lo. Pense em um balde. Nele colocamos água até a metade e, no fundo, há uma torneira que está sempre aberta.

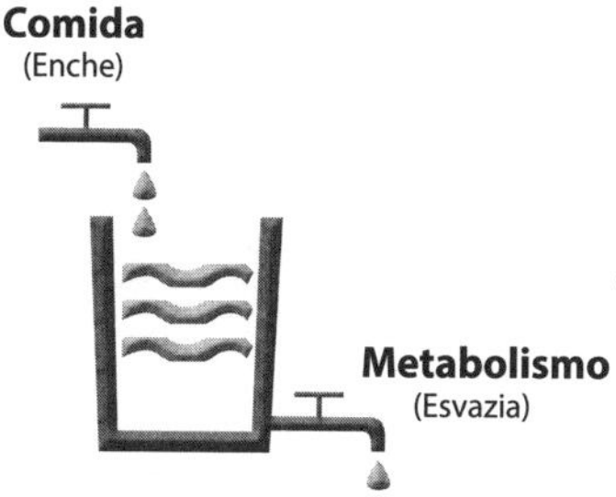

De tempos em tempos, enchemos o balde um pouco mais, para que não seque. O balde é como nosso corpo. A água que entra é a energia que consumimos (água não tem energia, é apenas um exemplo), e a torneira é o metabolismo.

Se o balde receber por dia 10 litros e tiver uma vazão de 10 litros, manter-se-á no mesmo nível, o que significa que manteremos o mesmo peso.

Mas queremos esvaziar o balde, ou seja, emagrecer. A quantidade de água que entra deve ser menor que a quantidade que sai. Vamos supor um regime em que colocamos somente 5 litros por dia; com a vazão de 10 litros, o nível começa a baixar. Assim, estamos emagrecendo. Mas o balde (corpo) quer sempre preservar a vida: "Não posso secar, senão meus estoques de energia acabam e, então, eu morro." Por defesa, a torneira começa a fechar. O metabolismo diminui e a vazão passa a ser de 6 litros. Consequência: o ritmo da perda de peso ficará mais lento: se entram 5 litros e saem 6, a redução é de apenas 1 litro por dia.

Quem nunca escutou que, no começo da dieta, emagrecemos muito, depois o corpo acostuma, o metabolismo diminui, e tudo fica mais difícil? O déficit era de cinco por dia e agora está em um por dia.

Aí, vem o grande problema: paramos a dieta porque já chegamos ao peso desejado ou enjoamos dela e a motivação acabou. Assim, voltamos a colocar 10 litros no balde comendo como antes. Mas a torneira continua por bastante tempo com a vazão de 6 litros. Veja isso no esquema:

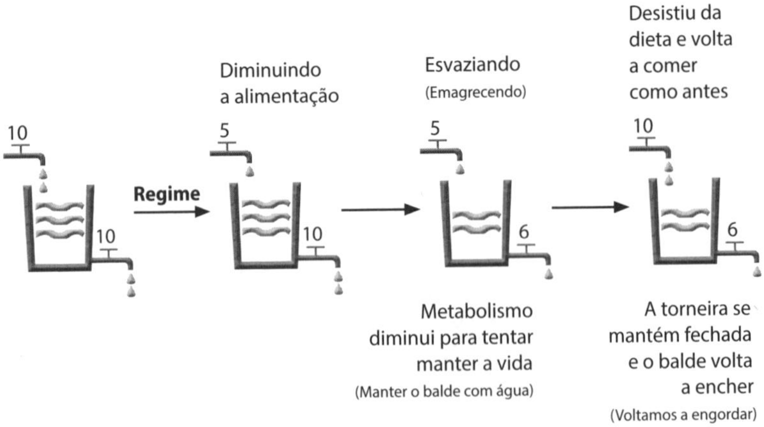

Dependendo da velocidade e da quantidade de peso perdido, a vazão de 10 litros só retornará depois de dois anos. Até lá, o balde já encheu de novo: EFEITO SANFONA. Já escutou esse termo, não? Se, antes do regime, o balde pesasse 100 kg e diminuísse para 80 kg, quando voltasse a receber o mesmo volume diário de água o novo ponto de equilíbrio seria aproximadamente 108 kg. E não é só isso. Ao recuperarmos o peso anterior, o colesterol e a pressão arterial provavelmente ficarão mais altos, com mais celulite, estrias, flacidez, ou seja, um corpo mais disforme.

É isso mesmo? Comendo a mesma quantidade que antes, engordaremos mais depois da dieta? Sim. Por isso é tão difícil manter o peso. Vamos recuperá-lo mesmo voltando a comer as mesmas quantidades que antes mantinham o peso estável.

A torneira, que antes tinha uma vazão de dez litros, agora está 40% mais lenta. E, ainda por cima, o corpo humano dá um jeito de aproveitar e armazenar toda caloria que entra numa escapada da dieta. Tudo o que comermos engordará mais do que antes.

Questões metabólicas: suponha que um indivíduo tenha um metabolismo de 2.500 kcal diárias e coma em torno disso; teoricamente, seu peso se manterá. Isso representa um total de 17.500 kcal por semana. Dúvida: se comermos, de segunda a sexta-feira, 2.000 kcal por dia, e no sábado e domingo, 3.750 kcal a cada dia, faz diferença, embora a soma semanal seja a mesma?

2.500 kcal	2.500 kcal	2.500 kcal	2.500 kcal	2.500 kcal	2.500 kcal	2.500 kcal	**= 17.500 kcal semana**
2ª-feira	3ª-feira	4ª-feira	5ª-feira	6ª-feira	sábado	domingo	

≠

					3.750 kcal	3.750 kcal	**= 17.500 kcal semana**
2.000 kcal	2.000 kcal	2.000 kcal	2.000 kcal	2.000 kcal			
2ª-feira	3ª-feira	4ª-feira	5ª-feira	6ª-feira	sábado	domingo	

Se alguém comesse somente um tipo de alimento, por exemplo, dez pães por dia, existiria diferença entre comer cinco no almoço e cinco no jantar ou fazer cinco refeições com dois pães em cada uma? Se ganharmos uma caixa com 30 bombons, será melhor devorar tudo de uma vez para acabar com a tentação, e resistir a 30 dias sem bombom ou comer um bombom da caixa por dia, durante o mês?

O mais importante é a quantidade calórica de cada refeição. A pergunta correta é "Quantas calorias posso comer por refeição?", não "Quantas calorias posso comer por dia?". Não é imprescindível saber quantas calorias você ingere por dia, pois, se comer menos do que gasta, não significa que irá emagrecer.

Escutei de uma cliente a seguinte frase: "Desde que comecei a fazer dieta, passei a ter tendência a engordar." Antes da dieta, ela comia de tudo e não engordava: chocolate, sorvete, pão. Para tentar a vida de modelo, precisava emagrecer. Logo começaram os problemas. Exemplos como esse explicam 99% dos casos de obesidade (o 1% restante está ligado a distúrbios hormonais ou congênitos) e, também, por que algumas pessoas são abençoadas por comerem bastante e não engordarem ou, como se diz: "São magras de ruim!"

Como já falamos, o corpo não tem calculadora. Uma prova disso é que, se comermos um bombom por dia, somando sete por semana, engordaremos muito menos do que se comermos cinco de uma só vez. Apesar da quantidade ser menor, a ingestão simultânea faz com que os cinco engordem mais do que os sete.

Quando usamos uma das mais famosas fórmulas para calcular o metabolismo de um homem com 1,75m de altura, 77 kg e 30 anos de idade, chegamos ao resultado de 2.880 kcal por dia. Se ele comer 3.000 kcal por dia, não significa que irá engordar, mas também não podemos afirmar que, se comer apenas 2.000 kcal, irá emagrecer.

O corpo não sabe que você está seguindo uma dietinha básica de 1.200 kcal para perder peso. Mas existem cinco situações que fazem toda a diferença. Se você luta contra a balança, garanto que em alguma delas você se encaixará.

6
SITUAÇÕES DE ENGORDA

Algumas situações que ocorrem no nosso cotidiano são muito mais importantes para o êxito no processo de perda de peso do que o total de calorias ingeridas. Muitos me perguntam se determinado alimento engorda ou quantas calorias ele tem. Sei que é um conceito dificílimo de abandonar, porque somos bombardeados diariamente com informações que têm como objetivo repercutir e vender. O ovo, por exemplo, já foi de vilão a mocinho várias vezes.

Felizmente ou não, saúde vende. Revistas e programas de televisão com foco em nutrição e atividade física dão audiência. No dia seguinte à divulgação de uma nova moda alimentar, os leitores e espectadores já a divulgam, querem aplicá-la no cotidiano. Se falarem que é ruim comer carboidratos à noite, todos os que querem emagrecer vão tentar seguir essa regra. Só não sei por quanto tempo. Ou, se disserem que não devemos beber mais de três cafezinhos por dia, os que ultrapassam a cota ficarão com a consciência pesada. Mas poucos fazem o que deveriam fazer: questionar e pensar um pouco a respeito do assunto. Quem noticia são repórteres, não são estudiosos do assunto. Uma vez, fui convidado para falar sobre álcool e drogas em um programa esportivo de televisão. Comentei que jogadores profissionais de futebol não deveriam ingerir cerveja logo após um jogo, para melhor recuperação das fibras musculares. O apresentador, em seguida, mandou um recado às mulheres para que não deixassem seus maridos beberem cerveja depois da "pelada", porque faria mal à saúde... Bem, vamos às situações importantes de verdade:

JEJUM

Quando o corpo não recebe energia por determinado tempo, entra automaticamente em estado de alerta. Lembre-se da redução do número de caixas no supermercado e do balde. Só a torneira que esvazia está aberta. Nada entra. Como recurso de sobrevivência, começamos a poupar energia. O metabolismo diminui. Algumas enzimas que carregam a gordura para dentro das células adiposas tornam-se mais ativas. Ou seja, quando comemos, o corpo absorve e armazena a refeição com mais eficiência. O mesmo pão, por exemplo, engorda mais se consumido depois de cinco horas sem nos alimentarmos.

Se nos alimentarmos apenas três vezes ao dia, café da manhã, almoço e jantar, permanecendo ao menos cinco horas em jejum entre cada uma delas, o corpo fechará ainda mais a torneira. Então, qualquer comida engordará mais. Quem faz isso tem maior chance de ter problemas com o peso. Você já deve ter ouvido que o ideal é comer de três em três horas, ou fazer seis refeições diárias. Isso é simplesmente para que o organismo não poupe energia e, quando comermos, não armazene mais (ou, na metáfora do supermercado, para que o dono não demita funcionários, causando filas maiores).

As pessoas que fazem poucas refeições por dia costumam ter maior tendência a engordar e tornam-se menos produtivas no trabalho ou nos estudos. Como o corpo não recebe energia durante muito tempo, um dos mecanismos para poupá-la é ter mais preguiça, mexer-se pouco ou render abaixo do que poderia. É comum notar que quem quer emagrecer costuma se escorar na mesa ou cadeira ao longo da consulta. Isso é uma das maiores provas visuais de que essa pessoa está economizando energia e, portanto, emagrecerá menos. As pessoas magras que você conhece provavelmente escoram-se pouco; já as mais pesadas sempre buscam um local para se sentar-se ou encostar o corpo.

Não importa o quanto de gordura o corpo tem armazenado: ele sempre quer mais! Ao perder qualquer quantidade e ver reduzir nosso estoque de tecido adiposo, o metabolismo fica atento. É como um milionário que possui uma fortuna de 30 milhões de dólares. Se perder um milhão, ficará em alerta, mesmo tendo ainda muito dinheiro. Existe algo errado. O corpo é assim. Sempre quer mais, e, se perder um quilo, a tendência é recuperá-lo, ou até mais do que isso. Em média, o corpo quer recuperar 8% a mais do total perdido.

Sei que alguns resistem a entender que o jejum faz o corpo reduzir o metabolismo, pois estão acostumados a ficar muito tempo sem comer e dizem que não sentem fome nos intervalos das grandes refeições. Também é uma adaptação do corpo humano. Para que dar a incômoda sensação de fome se o indivíduo não come? O organismo entende que não há comida disponível naquele momento. Foi treinado a não sentir fome.

O desenvolvimento da sociedade e a teoria da seleção natural explicam muitas coisas. Na época dos homens das cavernas, raramente havia comida. Os indivíduos podiam passar mais de um dia sem se alimentar. Não caçavam o tempo todo, e, literalmente, alguns morriam de fome. Quem conseguia poupar mais energia nos tempos de jejum, fechar a torneira para evitar que o balde esvaziasse, vivia mais e transmitia essa característica aos filhos. Fomos selecionados geneticamente a engordar. Podemos, em pequena parte, culpar este passado pelo excesso de peso. Uma pessoa pode conseguir fechar mais a torneira do metabolismo que outra, mas não esqueça que tudo é treinável.

Vamos exemplificar: você nasceu com potencial para ser o melhor esquiador do mundo, mas nunca praticou. Quando viajou para um local onde há neve, fez aulas de esqui. Com certeza, desenvolveu a habilidade rapidamente. Já o seu amigo não nasceu com habilidade para esquiar, mas mora em uma cidade com neve e pratica o esporte diariamente. Logo, ele será um bom esquiador. Se você vier de uma família em que todos são magros, não tem predisposição genética para diminuir o metabolismo e aumentar a armazenagem de gordura. Mas, se ficar muito tempo sem comer durante o dia ou fizer dieta no meio de semana e exagerar no fim de semana, ou se comer pouco pela manhã e muito à noite, seu metabolismo ficará mais lento e você se tornará um excelente armazenador de gorduras, apesar da genética.

Para quem tem o padrão alimentar de comer muito no almoço e no jantar e ficar sem comer nada pela manhã e à tarde, vale a pena fazer o teste durante um mês: divida as calorias entre as refeições; diminua as grandes e faça lanches. Tire, por exemplo, duas colheres de arroz do almoço e troque por um pão no lanche da tarde. Após esse período, observará mudanças no seu organismo: o corpo passará a pedir pelo alimento quando o tempo de jejum se estende, o rendimento físico e mental aumentará durante o dia, e você passará a não conseguir comer muito em uma só refeição. O estômago perde a capacidade de se dilatar para receber grandes quantidades de comida.

E, falando em grandes quantidades, vamos conhecer o vilão da balança, da gordura localizada, da celulite e das estrias, no caso das mulheres: os excessos.

EXCESSOS ALIMENTARES

Se você passar a comer menos em uma refeição, irá emagrecer. Tanto é verdade que essa é a "única" alteração que a cirurgia para reduzir o estômago (cirurgia bariátrica) provoca no organismo. Quem se submeteu a ela não consegue comer muito de uma vez. Não tem como dar nenhuma escapadinha. O estômago torna-se tão pequeno que não há espaço para excessos. Podem comer pão de queijo, salgados, frituras, mas a quantidade é sempre pequena, e só um pouco, seja do que for, não engorda. Sendo assim, todos emagrecem. A cirurgia nada tem a ver com a queima direta da gordura corporal. O cirurgião altera o estômago e nada mais. Não atua diretamente no tecido adiposo e no metabolismo, somente na quantidade da comida que entra.

Retomando o exemplo dos dez pães por dia. Um dos motivos de engordar muito mais comendo metade no almoço e metade no jantar é que estes cinco em uma refeição são muitos de uma vez. Exagero! O corpo não tem como processar tudo isso. Então, a caloria excedente vira gordura e é armazenada. Nesse caso, faça cinco refeições, cada uma com dois pães. É melhor comer um bombom por dia do que acabar com a caixa de uma vez, para depois recomeçarmos o regime. Ou, se a dieta permite beber sete cervejas por semana, é muito melhor tomar uma por dia do que todas no sábado, por exemplo.

Uma pequena observação: a dieta feita por pontos tem um grande defeito. Podemos concentrar todos em uma única refeição. Por exemplo, se pudermos comer vinte pontos por dia e gastarmos quatro no café da manhã, oito no almoço e oito no jantar, a soma estará correta, mas mesmo assim é possível engordar ou pelo menos não emagrecer da melhor forma. Exagerar em uma refeição faz bastante diferença. Numa dieta de 1.200 kcal, dividir em três refeições de 400 kcal é uma coisa e em seis de 200 kcal é outra bem diferente. Quanto menos refeições por dia para o mesmo valor calórico diário, maior a chance de engordar.

Da mesma forma, muito cuidado com aquela escapada. Faz toda a diferença, não duvide disso. Olhe à sua volta. Normalmente, todas as pessoas que têm problema com peso exageram de vez em quando. E isso tem impacto também em condições como diabetes e colesterol alto (hipercolesterolemia). Melhor um bife de picanha diariamente do que, num final de semana, quinhentos gramas de uma vez só. E a situação pode piorar, pois é comum a carne vir acompanhada de cerveja ou refrigerante, multiplicando o exagero.

Quando perguntava aos pacientes como tinha sido a semana de dieta, era comum escutar: "Foi tudo bem. Segui perfeitamente. Só anteontem fui a um aniversário e comi uns dez salgadinhos, dois pedaços de doce porque estava muito gostoso e mais dois copos de refrigerante." Isso é fácil de acontecer. Quase 1.500 kcal em apenas uma refeição. A pessoa fez um enorme sacrifício, resistindo às tentações durante a semana inteira, e escapuliu uma única vez. Quando sobe na balança, fica surpresa e frustrada. Só trezentos gramas a menos, mas, pelo sacrifício, achava que merecia perder mais peso.

Outra situação, completamente diferente, com relação à semana de dieta: "Não fui bem. Fiquei com fome e todos os dias comi uma colher grande a mais de arroz no almoço e, à tarde, um copo de leite desnatado e meio pão, além do que estava determinado no cardápio." Era normal escutar também destas pessoas: "Mas é engraçado, minha calça está mais larga." E, quando se afere o peso, a perda foi considerável. Se calcularmos essa quantidade a mais, acharemos uma soma semanal em torno de 1.400 kcal. Apesar de a quantidade ser quase a mesma daquela escapulida do aniversário, o excedente foi distribuído durante os sete dias. Não houve exagero nem acúmulo de gordura. Não deu fila no caixa. Mas, com uma única e comum escapada na alimentação, perdemos a semana inteira de dieta. E, nesse caso, as pessoas ainda acham que seguiram tudo perfeitamente, pois fizeram um enorme sacrifício obedecendo as recomendações da semana. Um domingo com poucos pães de queijo no café da manhã, bife à milanesa com batata frita no almoço e, à noite, dois pedaços de pizza com refrigerante podem acabar com o resultado de até seis dias de alimentação perfeita em um processo de emagrecimento.

Tudo pode se tornar ainda pior, pois, antes de um exagero, normalmente há um período de restrição de horas, dias ou semanas. Relembre que, se ficarmos muito tempo sem comer ou se estivermos tentando emagrecer fazendo regime, o corpo precisará de energia. E se depois disso vier o excesso? Vamos armazenar o que estávamos "devendo" e até mais.

O exagero também pode acontecer quando somamos os alimentos que ingerimos. Por exemplo, comemos duas fatias de pizza, mais ou menos 600 kcal. E também bebemos um copo grande de suco de laranja, que tem aproximadamente 150 kcal. Essas se transformarão em gordura, já que entraram em excesso somando com as calorias da pizza. Portanto, para acompanhar comidas mais gordurosas é melhor tomar líquidos sem calorias, como água ou refrigerante sem açúcar. O mesmo vale para a sobremesa: as calorias se somam às da refeição, podendo chegar ao exagero e, consequentemente, à armazenagem de gordura.

Independentemente dos tipos de alimentos que você come, garanto que, se não exagerar na quantidade, nem de vez em quando, irá emagrecer, diminuir os níveis de triglicérides e de glicose no sangue. Na cirurgia de redução do estômago ou na dieta do pires (tudo o que cabe nele pode ser ingerido) o que muda é a quantidade de comida em uma só refeição. Em geral, é melhor comer pouco daquilo que não faz tão bem do que muito do que faz bem, se quiser perder peso.

Todos pensam que não devemos misturar carboidratos, principalmente no almoço ou jantar. Macarrão e arroz. Batata e feijão. A simples mistura de carboidratos não trará problema se não houver exagero. A questão é que, se comermos uma colher de arroz e outra de feijão diariamente e, quando houver macarrão, não diminuirmos as quantidades, obviamente entrarão mais calorias: uma de arroz, uma de feijão e uma de macarrão. Com isso, o exagero. Mas, se dividirmos as calorias entre os carboidratos, não faz diferença alguma.

Não vale a pena resistir a um sorvete se gostar dele. Num belo dia, irá tomar muito. Você ama e não vai deixar de amar. Pode resistir por um tempo. Repito que é melhor tomar um pouco todo dia do que bastante de uma vez. Sei que, ao lerem isso, alguns vão pensar: "Mas eu não consigo tomar pouco, então, prefiro nem tomar..." Iremos discutir esse comportamento nas páginas à frente.

ALIMENTOS GORDUROSOS

Por causa da nomenclatura, associamos a gordura que comemos ao aumento da gordura no corpo. É verdade que os alimentos com gordura têm mais calorias, pois ela fornece 9 kcal por grama, como dito anteriormente. Então, para quem quer emagrecer ou evitar doenças, principalmente as cardiovasculares, a recomendação é: "Fique longe delas! Principalmente as saturadas." E a ciência confirma esse conselho.

Porém, fazer estudos científicos com relação aos hábitos alimentares da população e acompanhar isso durante anos é muito complicado. São milhares de variáveis possíveis. Então, se alguém (e nem precisa ser profissional da área de saúde) quiser provar que gordura faz bem, é só procurar artigos científicos que apontam para essa direção. E existem muitos! Se outro quiser provar que gordura é a vilã da saúde, também consegue. Existem outros milhares trazendo resultados que mostram isso.

Muita coisa nessa área da nutrição ainda vai mudar. Muitas pesquisas ainda serão feitas. Algumas apenas com intuito financeiro e comercial, e outras com verdadeira responsabilidade científica.

Estou falando isso porque a linha de pensamento que ainda parece a mais correta é a do bom senso nas atitudes e nas interpretações de livros e artigos. Quando não se defende uma ideia fixa e, às vezes paranoica – por exemplo, que todos devem cortar o glúten da alimentação –, diversos pontos de vista são possíveis. É fácil encontrar erros metodológicos em pesquisas que são tendenciosas e feitas com o objetivo de se provar algo.

Houve uma recomendação exagerada dos carboidratos nos anos 1970, após a publicação de um dos mais famosos artigos científicos, "O Estudo de Framingham". O que aconteceu de lá para cá foi uma aversão à gordura e um aumento do consumo dos grãos integrais – arroz integral, pão integral, biscoito integral, barrinhas de cereal – e de outros alimentos com baixo teor de gordura – leite e iogurte desnatados, presunto sem gordura etc.

Se você reduzir a quantidade de gordura na sua alimentação você vai emagrecer? Sim! Mas, fazendo isso, talvez consuma carboidratos demais. Como? Quando ingerimos mais carboidratos do que o corpo necessita, a tendência é que aumente o índice de glicose no sangue. Porém, um arsenal metabólico entra em ação para evitar que isso ocorra. A hiperglicemia faz mal aos sistemas cardiovascular e renal, ao fígado e a quase todos os órgãos. Nosso corpo tenta não deixar esse valor passar de 140 mg/dl. E uma das saídas é transformar esse carboidrato em triglicerídeos. Em consequência, o processamento dos lipídeos da comida torna-se difícil, o que aumenta o seu acúmulo no tecido adiposo. No fim das contas, quando uma refeição ultrapassa a quantidade ideal de carboidratos, o organismo não consegue metabolizar bem a gordura. Aí, sim, ela acaba engordando demais. Se comemos pouco carboidrato em uma refeição, é possível comer um pouco mais de gordura. Na prática, ao comer um pão francês, que normalmente já tem mais carboidrato do que o corpo precisa naquele momento, acompanhado de leite integral, a gordura do leite irá engordar mais. O metabolismo está ocupado com o carboidrato do pão. A gordura do leite será facilmente acumulada. Então, cuidado com os carboidratos. Eles fazem as gorduras se tornarem mais vilãs. Não é para deixar de comer os alimentos ricos em carboidrato: basta não exagerar.

Talvez o carboidrato seja o nutriente que mais precisa estar ajustado a uma faixa de ingestão. Se ela for rigorosamente reduzida como em algumas dietas por aí, você pode sentir falta de energia e de concentração, baixa produtividade, queda de rendimento na atividade física, perda de tecido muscular, tonteiras e diminuição do metabolismo. Se a ingestão for alta demais, as consequências são gordura no fígado, aumento dos triglicerídeos, do colesterol LDL, da gordura que fica entre os órgãos, e maior chance de desenvolver diabetes e doenças cardiovasculares. Portanto, dê muita atenção aos carboidratos da dieta. Mesmo que eles tenham baixo índice glicêmico, não exagere.

Muitos perguntam: "Qual a quantidade ideal por refeição?" A resposta, além de variar muito de pessoa para pessoa, ainda varia com o que estamos fazendo no momento. Por exemplo, se você trabalha sentado em uma cadeira confortável e mexendo no computador por 6 horas, então deve pegar leve nos carboidratos. Talvez uma fruta e dois ou três damascos sejam suficientes como fonte de carboidrato da refeição. Já se você fica em pé, subindo escadas, se deslocando e movimentando, pode comer um pouco mais de carboidrato. E, claro, se o índice glicêmico do carboidrato for maior, menor a quantidade. Se for um "bom carboidrato" como aveia, feijão ou ervilha, você pode comer um pouco mais.

O ideal é controlar os carboidratos, mas para quem passa da conta nesse nutriente, recomenda-se então controlar os alimentos gordurosos, nessa ocasião. Se você vai a um fast-food e come batata frita e sanduíche, some a gordura do queijo, do molho, do hambúrguer e do óleo da batata, com o carboidrato do pão e da batata, e o cenário estará perfeito para um acúmulo de gordura corporal quase que surreal. Isso sem falar do refrigerante ou do sundae. Isso também ocorre em uma ida ao restaurante com cerveja, carnes, queijos, frituras. Caminho garantido para ganho de gordura corporal. Mas, e aí? Nunca mais poderemos ir a um restaurante ou a uma festa? Falarei sobre isso adiante.

Pelo fato de as moléculas de gordura serem grandes, são as que mais têm calorias (1 g = 9 kcal). Todos os alimentos que a contém em excesso acendem um sinal amarelo no que diz respeito ao ganho de peso. Um bife à parmegiana médio, de 160 g, possui 66% de gordura e 580 kcal. Isso é equivalente a quatorze colheres grandes de arroz ou cinco pães franceses. Comendo um desse, você está ingerindo calorias demais e comendo gordura além do limite!

Com mais carboidrato em uma refeição, evite comer mais de uma fonte de gordura: ovo e carne, leite e pão de queijo, batata frita e queijo. A chance de engordar é enorme.

Produtos com maior teor de proteína, como leite desnatado, iogurte light com baixo teor de carboidrato, presunto de peru, queijo cottage ou ovo devem fazer parte de quase todas refeições. Eles ajudam a retardar a fome. Quando consumidos, liberam um hormônio chamado PYY, que mantém a sensação de saciedade por mais tempo. Curiosidade: a ricota, antigamente, era considerada um queijo magro. Quando partíamos, se despedaçava a cada fatia. Hoje ela está mais firme e não se desfaz, pois tem mais gordura, para ficar mais saborosa. Uma das marcas mais vendidas no mercado tem 68% das calorias provenientes da gordura. Já o queijo cottage deve sua textura ao baixo teor de lipídeos. Outro erro é achar que os queijos amarelos engordam mais. Na realidade, eles possuem mais colesterol que os brancos, mas o teor de gorduras totais pode ser bem parecido. O mesmo ocorre com as carnes de boi e de porco. A última, normalmente, tem mais colesterol, mas o valor calórico não é muito diferente, dependendo do corte. A grande diferença está no modo de preparo e na quantidade de óleo utilizada. É pior comer um peixe frito do que um porco grelhado, por exemplo.

ÍNDICE GLICÊMICO DOS ALIMENTOS

Conhecer a velocidade da absorção de cada alimento, o chamado índice glicêmico (IG), é extremamente importante para todos, principalmente para os diabéticos. Ele representa a facilidade de o alimento atravessar o nosso tubo intestinal e chegar ao sangue. Quanto maior essa velocidade, mais o alimento engorda, aumenta os triglicerídeos e a glicemia.

Nada melhor que um exemplo. Se bebermos em jejum uma lata de refrigerante comum, que contém aproximadamente 140 kcal somente em açúcar, toda essa energia atinge o sangue em mais ou menos 23 minutos. Nesse tempo, gastamos perto de 25 kcal pelo metabolismo. Se entram 140 e saem 25, o acúmulo será de 115 kcal, que aumentarão o nível de glicose no sangue e serão convertidas em gordura. Devido a essa rapidez, pessoas com diabetes não devem consumir esse tipo de carboidrato.

Alimento	IG
Açúcar	138
Alface	12
Arroz branco	88
Arroz integral	73
Aveia	61
Banana	70
Batata	76
Chocolate ao leite	123
Feijão	70
Iogurte	60
Leite de vaca integral	55
Maçã	67
Macarrão	81
Macarrão integral	69
Mel	131
Pão francês	100
Pão integral	80
Presunto de peru	20
Refrigerante	135
Sorvete de morango	98

* Quanto maior o IG, maior a chance de o alimento provocar acúmulo de gorduras, aumentar a glicemia rapidamente e manter-nos saciados apenas por pouco tempo.

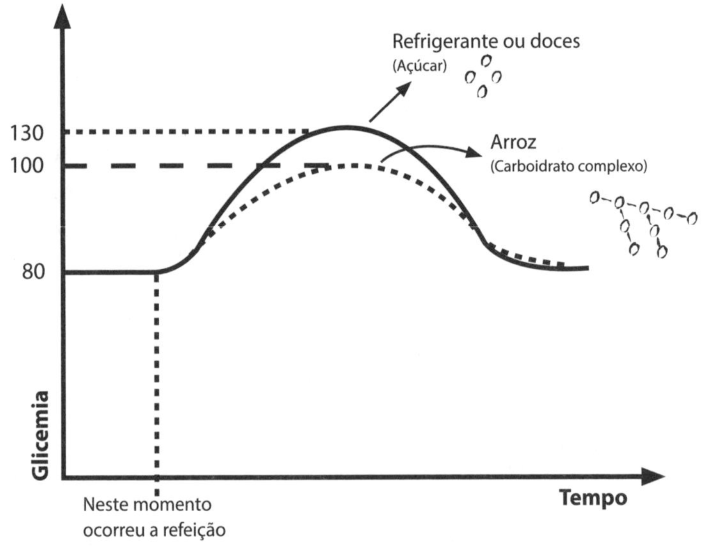

A GLICOSE SANGUÍNEA SOBE MENOS COM CARBOIDRATOS COMPLEXOS

Neste gráfico, vemos como a glicemia atinge níveis mais altos quando ingerimos carboidratos simples ou com IG alto. Carboidratos complexos como arroz, batata, macarrão e aveia causam menor elevação da glicose no sangue e engordam menos.

A ingestão de fibras ajuda a desacelerar a absorção (as pessoas no supermercado demoram mais a terminar suas compras). Por exemplo, se comermos um bombom logo depois de um prato de salada, uma quantidade menor de calorias do doce ficaria acumulada em nosso corpo (menos filas nos caixas). Da mesma forma, a velocidade de absorção do arroz integral é menor que a do arroz branco, pois tem mais fibras, e assim o nível de glicose não sobe muito. Concluindo, é melhor para diabéticos e engorda menos. Se não fosse pelo índice glicêmico, açúcar, pães e massas com a mesma quantidade de carboidratos engordariam exatamente o mesmo. Lembre-se de que carboidratos complexos, como arroz, batata e macarrão, precisam ser quebrados antes de chegar ao sangue, ou seja, demoram mais que o açúcar, um carboidrato simples.

Pecados fatais para quem quer emagrecer e manter a forma:
- Exagerar em uma só refeição;
- Beliscar;
- Comer muitos alimentos com alto teor de gordura e/ou carboidratos;
- Ficar muito tempo sem se alimentar.

Portanto, dê preferência aos alimentos com fibras: eles saciam mais, engordam menos e têm mais vitaminas e minerais.

BELISCAR

O beliscar é um comportamento de quem não percebe o que está colocando na boca. Pega-se um pedaço de qualquer coisa e se sai comendo, andando, conversando e nem se percebe o gosto do alimento. Quando nos assustamos, já se foi uma quantidade enorme. Exagero! Cada intervalo da televisão é um convite à cozinha. No fim de semana, nem se fala. Tome cuidado com a mesa posta durante todo o dia e, principalmente, aprenda a se controlar. Sei que muitas vezes a culpa é da coitada da ansiedade; não se esqueça de que teremos episódios de ansiedade durante toda a vida. Abra bem os olhos na hora da alimentação e procure, sempre, manter o controle.

Quando beliscamos, o organismo fica recebendo energia o tempo todo, o que libera um hormônio construtor bastante conhecido: a insulina. Além de diminuir a glicemia, transportando glicose do sangue para o interior das células, também é um dos maiores agentes anabólicos do corpo humano. Sua presença faz o corpo estar pronto para sintetizar tudo – gordura, massa muscular, proteínas, glicogênio –, sem queimar nada com eficiência. Mesmo que a quantidade que entre seja pequena, como uma bala ou um biscoito, não conseguiremos emagrecer. É preciso um pequeno intervalo, de três a quatro horas, dependendo da refeição anterior. Esse período é importante para a queda da glicemia e também para entrar em ação o opositor da insulina, o glucagon, melhorando a condição para a queima de gordura.

Se você estiver há muito tempo em jejum, com fome e de estômago vazio, e comer um bombom, é provável que sinta mais fome ainda depois de 30 minutos. Doces possuem alto índice glicêmico e podem baixar o nível de glicose no sangue se comidos "sozinhos". Nesses casos, prefira sempre alimentos com fibras e/ou proteínas: iogurte com granola, sanduíche de queijo e presunto com pão integral ou vitamina de frutas com leite e aveia.

OUTROS EXEMPLOS PARA ENTENDER MELHOR O CORPO

Exemplo 1:

Imagine 3 potes de tamanhos diferentes:

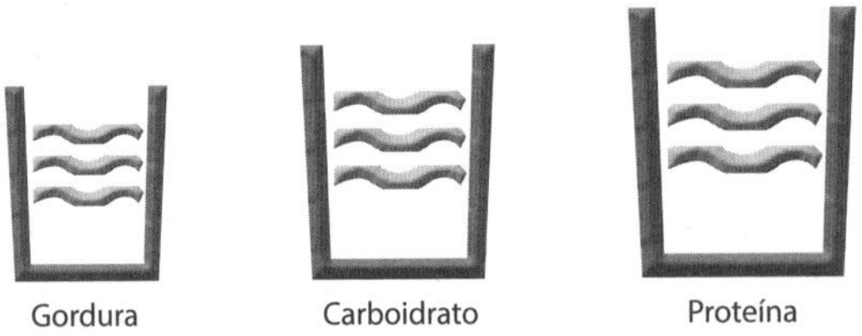

O primeiro e menor representa a quantidade de gordura que nosso organismo consegue processar por refeição. O segundo, razoavelmente maior, representa a quantidade de carboidratos que conseguimos processar, aproximadamente 20 gramas por refeição. E o terceiro, e maior de todos, as proteínas. Com isso, você já deve ter imaginado que, se comermos mais gorduras, engordamos mais. E é isso mesmo! Em cada pote cabe uma determinada quantidade. Se colocarmos mais do que é possível, transborda. E o que transborda transforma-se em gordura e é acumulado. Os potes demoram, em média, de 2 a 3 horas para se esvaziar; mas depende do que comemos.

Podemos tirar algumas conclusões desse exemplo:

1. Se vamos comer 100 kcal de um alimento gorduroso, como batata frita, e 100 kcal de outro com baixo teor de gordura, como arroz,

a batata engorda mais. Ela enche mais facilmente o pote 1, que é menor, e ele transborda.

2. Suponha que numa refeição vamos comer pão, que tem apenas carboidratos. Poderíamos ingerir também alimentos com proteínas e gorduras, pois os recipientes deles estão vazios. Mas, se comermos ainda mais carboidratos (frutas, por exemplo), o pote deles transbordará. Então, prefira colocar presunto e queijo magro no pão a beber um copo de suco.
3. As proteínas são os nutrientes que menos engordam. Porém são raros os alimentos compostos só por proteínas. Presuntos magros, como o de peru, clara de ovo e peito de frango são bons exemplos. Ao contrário do que pensamos, carnes, queijos e ovos também têm bastante gordura!
4. Balanceie suas refeições entre carboidratos, proteínas e gorduras para encher os três potes. Quando um estiver cheio, não coloque mais nada nele, pois qualquer excesso o fará transbordar. Se já exagerou, tente se segurar. Cada caloria a mais vai virar gordura. Não jogue tudo para o ar em uma refeição para tentar compensar depois. Segure-se!

Evite exagerar em uma refeição. Você até pode ir bem o dia todo, mas, se perder o controle uma vez, o que transbordar talvez seja maior do que a quantidade queimada de gordura o dia todo. Um homem adulto queima, em média, 170 gramas de gordura diariamente.

5. Logo após a atividade física, todos os potes aumentam de tamanho. Por isso, é a hora em que podemos comer mais e não engordar! Você consegue aumentar mais o tamanho dos potes quanto melhor for o seu condicionamento físico!
6. Nos lanches, não coma somente uma fruta. Assim, estará enchendo somente um pouco o pote dos carboidratos. Você pode comer proteínas, gorduras e um pouco mais de carboidratos!

Exemplo 2:

Quando explicamos cálculos matemáticos dando exemplos com dinheiro, fica mais fácil ver como alguns números fazem diferença. Por exemplo, se o organismo aumentar em 20% a eficiência em armazenar gordura, é como se você parasse de pagar aluguel e poupasse 20% do seu salário. Portanto, vamos aplicar exemplos financeiros para explicar o corpo humano.

Pense que você sustenta sua família e perdeu o emprego. O dinheiro agora não entra mais. Várias mudanças acontecerão na sua vida. Menos compras, viagens baratas, corte de supérfluos e outras economias. Se você tiver um seguro-desemprego que lhe pague algum dinheiro todo mês, não irá gastá-lo em bobagens. Naturalmente, vai guardá-lo para alguma eventualidade, pois não sabe quando, ou se, arrumará outro trabalho igual ao anterior.

No corpo humano, a "matemática financeira" funciona do mesmo modo. Se faltar energia (dinheiro), por estarmos de regime ou tentando compensar algum desvio da alimentação habitual, você não poderá gastar muitas calorias. Tudo aquilo que entrar nos exageros de fim de semana, festas ou episódios de ansiedade será armazenado como gordurinha, assim como o dinheiro do fundo de garantia deve ser guardado. Caso não esteja ganhando muito, você não pode gastar tudo o que tem. O corpo humano não quer que você quebre! Gasto de dinheiro = gasto de energia.

Agora, imagine que o fundo de garantia já foi totalmente pago e que será ainda mais difícil ganhar dinheiro. Medidas precisam ser tomadas para economizar mais. Se possível, não pagar escola particular e procurar uma gratuita, procurar alimentos mais baratos e até mesmo mudar de residência. Se entrar algum dinheiro, você pagará as contas, que são bem menores que as de antes, e guardará o restante. Traduzindo para o corpo: se fizermos dieta, ficarmos muito tempo em jejum ou comermos pouco durante vários dias, no meio da semana, por exemplo, a entrada de energia diminuirá. Portanto, o organismo não pode gastar muito: economia. Se comermos mais do que deveríamos em algum momento, bastante gordura será armazenada no nosso corpo.

Simplificando: se entra pouco dinheiro, os gastos também deverão ser pequenos. E aí, quando recebe mais que o normal, o gasto não poderá aumentar e a sobra deverá ser armazenada para o futuro.

De que seu corpo precisa para voltar a gastar mais energia? Pense no dinheiro e responda. Você precisa recuperar o emprego, fazer um bom contrato e estabilizar a entrada de dinheiro. Com isso, poderá voltar a gastar mais, recomprar os carros e os imóveis perdidos. Ou seja, comendo bem sempre, sem alterar períodos entre comer pouco e muito, você poderá gastar energia normalmente e não será necessário poupar tanto. O metabolismo voltará a subir e ficará mais fácil emagrecer sem risco de engordar de novo. Em geral, esse processo pode levar até dois anos, mas depende de quantas dietas você já fez e de quantas vezes comeu pouco no meio da semana e se excedeu no fim da semana. Se você for esse tipo de pessoa, terá um resultado incrível ao equilibrar sua alimentação e parar de tentar compensar seus exageros através de sacrifícios.

> Não culpe a genética pela tendência a engordar. O erro está no comportamento alimentar. Ele é o maior responsável por determinadas pessoas comerem bastante e não ganharem peso, e outras comerem menos e, ainda assim, verem na balança o peso subir. Tentar compensar exageros e começar e parar dietas constantemente são alguns dos piores erros.

As pessoas que comem bastante e não engordam são as que se alimentam bem todos os dias. O organismo sabe que não irá faltar energia, pois nunca se deparou com a escassez. Sabendo que receberá energia, o corpo gasta e não armazena.

Exemplo 3:

Se alguém lançar de uma vez só dez bolinhas de gude para você tentar segurar, a probabilidade de nenhuma cair é pequena. Mas, se as dez forem lançadas duas a duas, tenho certeza de que menos bolinhas cairão. Isso funciona como a alimentação para o nosso corpo. Quando comemos muito de uma só vez, não conseguimos utilizar todas as bolinhas. As que não seguramos, viram gordura. Portanto, como você já sabe, coma pouco em cada refeição. Divida as calorias do dia! Não importa se são 1.500 kcal/dia. O mais importante é como elas são distribuídas. Não coma tudo agora para fazer dieta depois.

7
ARMAZENAMENTO E QUEIMA DE GORDURA

Como já vimos, as moléculas de gordura contidas nos alimentos são iguais às que estocamos no corpo. Isso torna seu armazenamento bem mais fácil que o dos carboidratos ou proteínas. A gordura já é gordura. Não precisa ser remontada. Um pouco vai para os músculos, o fígado e para renovação celular, e o que não é armazenado vai para o sangue, aumentando o colesterol LDL e os triglicerídeos, entupindo veias e artérias. Qualquer nutriente pode se transformar em outro, dependendo da necessidade do corpo humano. Por exemplo, parte dos lipídeos pode virar glicose num período de escassez desta, como na dieta das proteínas que veremos adiante. E o contrário também é válido: carboidratos ingeridos em excesso tornam-se gordura. Do contrário, refrigerante não engordaria, pois possui somente carboidrato!

Carboidratos são estocados principalmente nos músculos e no fígado sob a forma de glicogênio. Diferentemente da gordura, a quantidade de carboidrato que pode ser armazenada é limitada. Não passa de 7 mil kcal. Quando a reserva não está completa, o que comemos repõe o estoque. O que ultrapassar vira gordura. É como uma represa. Se o nível está baixo, o vertedouro permanece fechado. Quando chove, ou seja, quando nos alimentamos, completa-se a represa até o nível desejado, mas se a chuva continua as comportas se abrem ou transbordam. O que transborda vira gordura. O mesmo acontece com as proteínas, que quando ingeridas em excesso podem se transformar em gordura.

Toda "gordurinha", "pneuzinho" ou "banhinha" que nos incomoda no corpo está armazenada em pacotes, chamados células adiposas. O conjunto dessas células forma o tecido adiposo. A maior função desse tecido é armazenar lipídeos. Mas ele exerce também função hormonal e serve como isolante térmico. Por isso, as pessoas com mais gordura corporal sentem mais calor e menos frio.

A quantidade que pode ser estocada é ilimitada! Não queiram testar isso! Podemos armazenar muita gordura em uma só célula ou também multiplicá-las. O corpo sempre dá um jeito de guardar energia quando comemos demais.

Você já deve ter percebido que algumas pessoas possuem um tecido adiposo mais firme ou a barriga dura. A famosa barriga de cerveja. Outras possuem um tecido mais mole e flácido. Isso é determinado geneticamente e também pelo histórico infantil até os 13 anos de idade. Os adultos que tiveram excesso de peso na infância têm maior chance de ter o segundo tipo. Isso pode acontecer pelo elevado número de células adiposas, que aumenta até a pré-adolescência, ou pela perda de firmeza da pele. Os que adquiriram peso em excesso após os 20 anos ou mais comumente após o casamento, provavelmente terão um corpo mais firme. Portanto, fique atento ao aumento de peso dos seus filhos, pois, quando adultos, eles vão agradecer. Quem foi gordinho quando criança tem mais dificuldade de perder peso e mais facilidade em ganhá-lo no futuro. O maior número de células adiposas facilita o armazenamento de gordura e, em consequência, o ganho de peso.

Você provavelmente conhece mulheres magras, mas que têm celulite e flacidez. Isso está relacionado ao exagero, de que já tratamos. Tenho certeza que já escutou: "Vou acabar com mais alguns bombons e fico até amanhã sem comer nada." Ou então: "No fim de semana, eu saio da alimentação normal, mas na segunda-feira pego firme na dieta e na academia." As exceções na alimentação são muito mais prejudiciais do que se pensa. Elas têm o poder de acabar com todo o seu trabalho e sacrifício!

Quando comemos muito de uma vez, acumulamos gordura onde o corpo consegue armazenar mais. Geralmente no quadril ou abdômen. Claro, há pessoas que acumulam em outros locais, como flancos, braços, face ou glúteos. Ou seja, ganhamos muita gordura localizada quando exageramos na alimentação! Sinceramente, muito mais do que você é capaz de imaginar. Por isso, perdemos, jogamos fora um mês de dieta e aquela gordurinha a mais vai embora. Uma única escapada faz uma diferença inimaginável, principalmente com relação ao acúmulo localizado, nem tanto ao peso. Aquele pneuzinho vai demorar mais um bom tempo para diminuir e ser eliminado. Não é que não queimemos gordura localizada, a questão é que as recolocamos sempre. Por isso, as pessoas recorrem às massagens milagrosas ou cirurgias plásticas.

Infelizmente a queima de gordura acontece em todo o corpo. Preste atenção à situação a seguir. Acumulamos 1.000 kcal de gordura depois de um exagero numa festa; por exemplo, 800 kcal foram para o abdômen e 200 kcal foram espalhadas pelo corpo. Fizemos, então, uma restrição alimentar de 1.000 kcal no dia seguinte: gastamos 3.000 kcal, mas comemos só 2.000 kcal. Entraram de uma vez 1.000 kcal e saíram, no dia seguinte, 1.000 kcal. Saldo zero, tudo parece bem. Mas, aí, vem o problema. Perdemos somente 300 kcal localizadas no abdômen. Ou seja, restaram ainda 500 kcal. Resultado: gordura localizada no abdômen. Nem sempre retiramos mais dos locais onde armazenamos mais. Observamos isto mais facilmente quando o peso se altera com frequência. Ganham-se 2 kg e perdem-se 2 kg. Cada vez que se emagrece e se engorda, o corpo fica mais flácido e com maior acúmulo de gordura em determinados locais desagradáveis.

Em algumas regiões, o tecido adiposo tem mais portas para a entrada de lipídeos. É para lá que vai o excesso. Mas, na hora da retirada e da queima, perdemos gordura do corpo inteiro, com proporções diferentes das da entrada. Isso explica como pessoas magras têm flacidez e acúmulos locais. Preservam um bom peso a troco de restrição alimentar em alguns momentos, porém, em outros, deparam-se com o exagero. Com isso, normalmente emagrecemos, mas a barriga continua.

Muitos falam que aquela gordurinha não sairá sozinha, somente com plástica. Digo, com total propriedade, que ela sai, sim. O problema é que, com frequência, nós a repomos. Uma abusadinha, uma viagem, um feriado ou um simples fim de semana! É como se chovesse forte por 10 minutos quando você estava quase acabando de secar um pátio enorme só com um rodo, depois de muito sacrifício. Você enxuga com muito suor, mas a chuva logo molha tudo outra vez. Retiramos com dificuldade qualquer gordura localizada, mas ela é facilmente recolocada.

Quando reduzimos alguma medida do corpo com drenagem linfática ou qualquer outra massagem, não é a gordura que perdemos, e sim o líquido que é eliminado pela circulação linfática – daí o nome. Portanto, se deixarmos de fazer massagem por alguns dias, esse líquido voltará e as medidas aumentarão. Não há milagre. Não existe ainda nenhum processo extracorpóreo, além da lipoaspiração, eficiente para reduzir a gordura localizada.

Uma verdade ruim: não perdemos barriga ao fazer abdominais. Tecnicamente, o sistema energético muscular nada tem a ver com o tecido adiposo que o sobrepõe. Traduzindo: os músculos do abdômen retiram energia deles próprios, não da gordura que está em cima. Não se perde a gordura atrás do braço ou nos flancos com exercícios localizados, apesar de ela se movimentar e, às vezes, dar a impressão de que está sendo queimada. O ardor que sentimos é proveniente dos músculos e não da queima de gordura. É difícil perder aquele acúmulo tão comum na parte inferior do abdômen com exercícios locais. Bons resultados só são possíveis com melhoria da postura, exercícios físicos, aeróbicos ou não, e alimentação adequada. Escuto muitas vezes na academia: "Vou fazer abdominal infra, pois preciso perder a gordura na parte mais baixa do abdômen." Isso não é possível.

A prática de atividade física também não muda a consistência do tecido adiposo. Se o abdômen ou o "músculo do tchauzinho" estão ficando mais firmes, não é a gordura que está endurecendo: ela está diminuindo e/ou a massa muscular está aumentando. O tecido adiposo não enrijece!

Boa notícia: a gordura localizada é queimada e podemos, sim, diminuir aquela dobrinha.

Má notícia: exercícios localizados não fazem com que percamos gordura localizada.

Boa notícia: atividades físicas gerais diminuem gordura localizada.

Má notícia: qualquer escapulida da dieta, uma única vez, aumenta a gordura localizada.

8
O CORPO SE ADAPTA, MAS NEM SEMPRE ISSO É BOM

Um paciente de 24 anos me procurou e contou que pesava 68 kg desde que parou de crescer, aos 18. Comia de tudo e não engordava. No almoço, batata frita diariamente, à tarde, salgado e, à noite, sanduíche, pizza e outras coisas similares. Há cinco meses, entrara num processo depressivo por problemas familiares e perdera o apetite. Quase não se alimentava. Emagreceu 7 quilos e chegou a pesar 61. Suas calças saíam do corpo sem necessidade de desabotoá-las. Depois de medicado com antidepressivos e outras drogas, melhorou rapidamente, pois os problemas também haviam amenizado. Com isso, o apetite se normalizou e ele voltou a comer bastante. Seis meses depois, seu peso já estava em 75,8 kg. Alimentando-se da mesma forma, agora pesava 8 quilos a mais que antes. No total, ganhou 14,8 kg. Por quê?

Como o corpo sempre age no sentido de preservar a própria vida, em diversas situações ele atua de acordo com a palavra "precisar": se houver necessidade, ele dará um jeito de conseguir o que quiser.

Se ficarmos muito tempo sem comer ou fazemos regime, o organismo passa a precisar de energia. Consequentemente, economizamos calorias, diminuindo o metabolismo, e tudo o que ingerimos passa a ser aproveitado com mais eficiência.

Pessoas anêmicas por carência de ferro passam a absorver muito mais o mineral do que outras, pois ele está em falta no organismo (até 30% mais de eficiência). Portanto, não deixe faltar energia ficando longos períodos em jejum ou entrando e saindo de dietas rigorosas. Seu corpo irá absorver e armazenar com máxima eficiência quando comer. E, às vezes, mais de 30%. Imagine seu peso 30% maior!

Normalmente, as pessoas que estão em paz com o corpo e a balança comem bem todo dia sem tentar compensar, como meu cliente antes da depressão. Não é porque é quarta-feira, por exemplo, que essas pessoas deixam de comer pizza ou doce. Todo dia é dia. Não há restrições nem grandes variações da quantidade calórica diária.

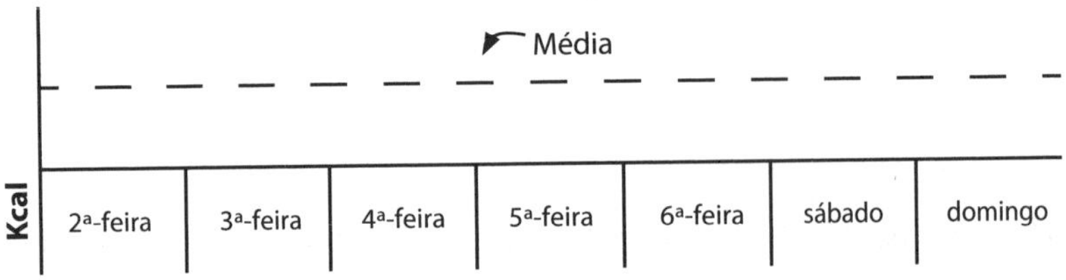

Na situação acima, o corpo não precisa estocar energia. Quando se encara um rodízio ou qualquer refeição de alto teor calórico, o corpo não precisa do excedente. Portanto, o metabolismo o descarta. Some, quase como num passe de mágica.

Para os que vivem começando e parando dietas, em constante luta com a balança e a boca, um alerta muito sério: esse comportamento leva ao ganho de peso. Quando se faz uma restrição alimentar para emagrecer ou para compensar um fim de semana desregrado, cria-se a situação de necessidade. Mesmo que se dê pouca energia ao corpo, ele dará um jeito de armazená-la. Essa deveria ser a rotina de quem quer ganhar peso. Oscilando entre comer demais em um período e pouco em outros, fica difícil manter o controle na balança.

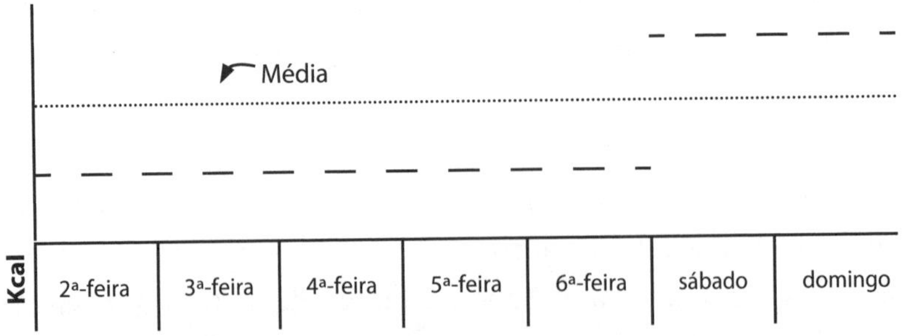

* De segunda até sexta-feira comendo pouco, abaixo da média, e sábado e domingo exagerando na alimentação. O mesmo gráfico caberia em um exemplo de períodos de dieta e outros sem restrições.

No caso do meu paciente, o organismo não precisava estocar energia. Ela nunca esteve em falta, porque ele sempre comia com regularidade. Ao se alimentar pouco durante o processo depressivo, seu corpo passou a entrar em estado de alerta, pois passou a faltar energia. Seu metabolismo interpretou que a comida à disposição era escassa. Para preservar a vida, começou a gastar menos, fechando a torneira do balde, e a aproveitar ao máximo toda a energia que comia (menor número de caixas no supermercado). Quando voltou a se alimentar normalmente após a crise, armazenava grande quantidade de calorias com eficiência. Resultado: recuperou o peso perdido e, ainda, com acréscimo. O corpo não sabe se irá passar por essa restrição novamente, por isso amplia a reserva. E, a partir desse dia, a pessoa começa a ter problemas com a balança.

O organismo humano preza pelo equilíbrio, e começar um regime é um desequilíbrio. Quando o quebramos, nosso corpo procura se preservar. Ele luta por nós, sem precisarmos tomar consciência disso. Por muitos séculos, a única preocupação de nossa espécie era sobreviver, resistindo ao frio, às doenças e à fome. Apesar de isso parecer inadequado ao mundo contemporâneo, o corpo continua a tomar atitudes relativas àquela época.

A diminuição do metabolismo é resultado da nossa evolução por seleção natural. Isso nada mais é do que uma ação para manter a vida, e talvez tenha salvado a nossa espécie. Para manter seu metabolismo alto:

- não fique mais de 4 horas sem se alimentar;
- coma proteína em, no mínimo, 4 refeições por dia;
- faça atividade física 4 vezes por semana, pelo menos;
- não deixe faltar vitaminas e minerais na sua alimentação;
- não tenha períodos de superalimentação e outros de subalimentação (meio e final de semana).

9
SEM RESTRIÇÕES

Evite sempre os exageros e jamais tente compensá-los. Se comer muito em um jantar, não compense no outro dia comendo pouco. Não abuse no fim de semana só porque vai começar um regime na segunda-feira, que é o "dia mundial da dieta". Alguns ainda falam assim: "Vou comer tudo isso agora, mas não vou comer até amanhã cedo." O que foi consumido em excesso vai ser armazenado e pronto. Não há nada que possamos fazer. Se fizermos uma superdieta no dia seguinte, o que vamos perder não é exatamente o que guardamos devido ao exagero.

Relembre o exemplo: não adianta o supermercado ficar sem receber ninguém durante todo o dia se, de repente, entrarem muitas pessoas de uma vez. Ou seja, não funciona comer muito no almoço e ficar o resto do dia sem comer nada. Também não compensa ficar sem comer durante a tarde inteira se à noite formos a uma festa e exagerarmos. Não tem jeito! Comeu muito, fila no caixa! Se o supermercado permanece longo tempo sem receber clientes, três caixas ficarão desativados e a chance de haver fila será bem maior. E não pense que os caixas desativados voltarão a funcionar logo em seguida. Eles demoram, às vezes, anos para se tornarem ativos novamente. Guarde esse exemplo, vale a pena.

Apesar de terem o mesmo valor calórico, sete bombons de uma só vez engordam muito mais do que um por dia da semana. Essa regra vale para qualquer alimento. Com certeza você já escutou isso em relação a um alimento calórico: "Como isso só de vez em quando."

Nenhum sacrifício compensará a ida a um rodízio ou a uma festa desregrada. Nem a atividade física, nem uma dieta, nem horas sem comer. Mas nunca deixe de ir aonde quiser por causa da alimentação. Se gosta de sair e comer pizza, faça-o com mais frequência mas coma em menor quantidade. Todo dia, se for o caso. Mas nunca coma muito.

Aprenda a se controlar para atingir seus objetivos. Se exagerou, reencontre seu caminho e relembre o erro, para impedir que volte a acontecer. Arrependeu-se? Da próxima vez, tente melhorar. Não adote atitudes extremas, como evitar confraternizações. É preciso aprender a ver o alimento e saber dosá-lo. Ter em casa, mas nem por isso devorar tudo. Fazer restrições severas, na grande maioria das vezes, não é o melhor caminho. Equilibre-se! Encontre o caminho do meio. Ele o levará mais longe.

> Uma mulher adulta de 60 kg queima, em média, 140 gramas de gordura por dia. Se acumular mais do que isso devido à ingestão de alimentos gordurosos, com muito açúcar, ou cometendo excessos, no balanço final do dia ela engordará. E não adianta tentar compensar ficando sem comer por horas ou ingerindo pouquíssimas calorias. Não irá queimar mais do que isso!
>
> Em uma refeição errada no dia é possível acumular mais gordura do que queimamos em 24 horas e, mesmo sentindo fome, engordar.

Quem come rápido não dá tempo ao estômago de enviar ao cérebro a informação de que está saciado. Comendo devagar, é mais provável ingerirmos menos calorias.

10
PERDER PESO $\neq$ EMAGRECER

As duas expressões são usadas no cotidiano como sinônimos, mas são muito diferentes para o nosso organismo.

Primeiro, devemos compreender que o peso do corpo humano vem de todas as partes que o constituem: ossos, músculos, órgãos e tecidos, sangue, gordura, cabelo etc. Qualquer um deles que diminuir, seja qual for o motivo, provocará redução de peso na balança. Por exemplo, se almoçarmos e logo em seguida subirmos na balança, estaremos mais pesados. Se após nos pesarmos ficarmos oito horas sem beber nem comer nada, teremos perdido aproximadamente 1% do peso. Não em gordura, mas porque desidratamos e processamos os alimentos e gastamos parte do estoque de carboidratos, proteínas e lipídeos. A gordura responde por uma ínfima parte dessa perda de peso.

Ou seja, perdemos peso de diversas maneiras: indo ao banheiro, não bebendo água, ficando sem comer, dormindo, cortando cabelo e até doando um rim (em torno de 3 quilos são eliminados). Mas nenhuma dessas perdas de peso fará a calça jeans ficar mais larga. Para diminuir medidas, devemos perder gordura, emagrecer. Podemos, então, ganhar peso e ao mesmo tempo emagrecer:

Exemplo 1:

Aumentar 2 quilos de massa muscular e perder um de gordura. A balança marcará 1 kg a mais, mas, na realidade, emagrecemos e a calça ficará mais larga.

Se suas roupas, principalmente a calça jeans, estiverem ficando cada vez mais largas, mas você não estiver perdendo peso, ótimo! Melhor, impossível! Isso significa que está perdendo gordura e preservando o metabolismo alto. Ficará, então, mais difícil engordar novamente. Não vibre com os números diminuindo na balança, e sim com as roupas vestindo cada vez melhor.

Exemplo 2:

Suponha que uma pessoa que tinha o hábito de passar muitas horas sem comer começou a fazer lanches de manhã e à tarde. Começou a fazer caminhada. Quase não bebia água e passou a beber com mais frequência. Resultado: 1 quilo a mais devido aos músculos se tornarem mais pesados pela diminuição da perda proteica em jejum, 1 quilo a mais de sangue pela atividade física e pela água, e mais 1 quilo no estoque de glicogênio hepático e muscular causado pela atividade física e pelos lanches. Total: 3 quilos a mais. Para não aparecerem na balança, será preciso perder também 3 quilos de gordura. Todos os que iniciam uma atividade física tendem a ganhar peso por causa das adaptações metabólicas, como o aumento do volume de sangue e do estoque de glicogênio. Mas isso, na maioria das vezes, não é notado, pois ocorrem também maior queima de gordura e diminuição do tecido adiposo.

Exemplo 3:

Se você beber uma garrafa de água de 500 ml ou de qualquer outro líquido, estará, logo em seguida, 500 gramas mais pesado. É praticamente como subir na balança segurando a garrafa. Mas, apesar do peso maior, você não engordou.

É muito comum perder medida, emagrecer e a balança nem mexer. Portanto, a melhor maneira de verificar se você está emagrecendo é observar as roupas e não a balança. Sei que muitos ainda vão se preocupar com os quilinhos, mas repare sempre nas medidas. São elas que, realmente, importam!

VOCÊ É MANÍACA(O) COM A BALANÇA?

Você tem uma na sua casa e sobe nela todos os dias (e as vezes até mais)? Sabia que isso pode acabar te prejudicando e fazendo com que desista da dieta se é daquelas pessoas que não pode ver uma balança que já quer subir para ver se engordou ou emagreceu. Se ganhou peso demais nas férias ou se a dieta está funcionando? A balança é um bom parâmetro, sim, para verificar isso! Mas, de longe, pode não ser o melhor... e ainda, as variações são tão grandes que talvez te façam desistir de seguir o seu programa alimentar.

Primeiro, saiba que há uma grande variação entre os equipamentos. Pode chegar a ser mais de 500 gramas de um para o outro. Então, cuidado para não comparar uma com outra.

Segundo, a diferença durante um mesmo dia pode ser enorme. Até 2%. Ou seja, quem "pesa" (pelos físicos, falar pesar é errado... teria que ser a quantidade de massa que temos) 60 kg, pode ter uma variação natural de 1,2 kg para cima ou para baixo durante o dia. Isso acontece por diversos motivos: visitas ao banheiro, ingestão de água e comida, inchaços, mudança de hormônios ao longo do dia, temperatura ambiente, etc.

Então, para quem pesa todos os dias, tome cuidado... talvez você esteja emagrecendo mesmo que a balança não mostre isso. Pois 300, 400, 500 gramas podem ser uma variação natural do peso. Se verificar essas pequenas oscilações, não se desespere. É muito comum escutar – "essa semana eu fiz tudo certinho na minha alimentação e meu peso não caiu nem um grama; pelo contrário... subiu um pouco". Aí vem o desespero. "Essa dieta deve estar errada ou eu tenho algum problema". Assim, vem o abandono dos planos de entrar em forma. Cuidado com isso!

Os melhores parâmetros para avaliar nosso emagrecimento são roupas sem elástico, "toques e beliscões" que nós mesmos nos damos, a mãe (pai, marido, filho...) falando conosco, espelho e uma boa avaliação física na academia. Se for só pelos números da balança você pode desistir...

Uma coisa que acontece com a maioria: um treino "pesado" que te deixe com dor muscular faz aumentar o peso no dia seguinte. Não é uma regra, mas acontece muitas vezes na prática.

Outro fato muito comum é começar a malhar e o peso não cair com tanta velocidade ou até mesmo subir. "Minhas roupas estão mais folgadas, mas meu peso não cai..." Isso ocorre por alguns motivos. Entre eles, aumento do volume de sangue, do glicogênio muscular, e "inchaço muscular" após uma sessão de treino.

Uma dica é: vista alguma roupa mais apertada uma vez por semana. Verifique se está vestindo cada vez melhor. E se pese somente às sextas e segundas-feiras para ver se o fim se semana está te prejudicando em atingir seus objetivos (isso é a pedra no caminho de grande parte dos que tentam emagrecer).

Além disso, não busque resultados rápidos na balança. Você pode estar perdendo tecido muscular e diminuindo seu metabolismo. Tenha calma e não planeje metas somente através de números do peso.

Regimes muito rigorosos, com grandes restrições de carboidratos e/ou proteína e/ou gordura podem fazer com que você perca peso rápido! 1, 2 ou até 3 quilos em uma semana. Mas isso é insustentável, e pode reduzir bastante seu metabolismo, além de tornar mais difícil sua próxima tentativa de emagrecer.

11
MIL E UMA DIETAS

Antes de tratarmos dos diferentes tipos de dieta, pare um segundo: quantas você conhece? Não precisa enumerá-las, mas tenho certeza de que são no mínimo cinco. Da sopa, dos pontos, das cores, do Vigilantes do Peso, das frutas, japonesa, do shake,[1] da proteína, da lua, ortomolecular, do vizinho, de determinada etc. Pare mais uma vez: quantos produtos e remédios diferentes para emagrecer você já viu? Shakes diversos, inibidores de apetite, "choques" para secar a barriga, tratamentos estéticos e até injeções no tecido adiposo.

Essa lista foi só para você perceber que perder peso pode ser uma luta sem fim, e é isso que o mercado quer. Sim, muitas pessoas emagrecem usando alguns dos métodos acima. Quer saber a verdade? Se você seguir um deles com disciplina (exceto os choques!), perderá peso. Isso mesmo: qualquer dieta fará você perder peso. Basta cumprir!

Algumas levam a perder peso mais rapidamente, outras são mais lentas. Algumas são menos eficazes em evitar recuperar o peso perdido, causando o conhecido efeito sanfona. Outras fazem mal e reduzem a imunidade. E outras são tão radicais que não se deve praticar atividade física em paralelo. Mas todas funcionam! A falta de êxito não é culpa do regime. Existem duas maneiras de perder peso com foco na alimentação: dieta da proteína ou redução calórica.

A dieta com restrição de carboidratos causa confusão no metabolismo, pois a retirada desse elemento da alimentação produz um alerta

---

1 Os shakes para substituir refeições nada mais são que carboidratos, proteínas e muita fibra. São pouco calóricos e lentamente absorvidos no estômago, o que gera saciedade por mais tempo. Tira-se uma refeição calórica substituindo-a por um shake com, no máximo, 90 kcal e que nos mantém sem fome durante algumas horas, o que é ótimo. Mas o grande defeito é que ninguém consegue usá-los durante anos. E quando voltar a fazer a refeição no lugar do shake? Como será?

ao nosso organismo e culmina com a perda de muito peso. Por mais que se invente, excetuando a dieta da proteína, todos os outros métodos são dietas convencionais.

A dieta de Atkins e outras dietas que restringem carboidratos, como a de South Beach, ficaram famosas no final da década de 1990 e são usadas até hoje. Realmente, os resultados na balança são excelentes. Perde-se peso numa velocidade incrível, mas note que não o relacionamos com perda de gordura. A perda ocorre basicamente em dois lugares: no tecido muscular e no estoque de glicogênio. Na prática, quem perde muito peso com essa dieta continua com flacidez, sem considerar outros efeitos colaterais. Perdemos muito mais a parte dura do nosso corpo, mas a gordura, que é a mole, continua lá.

Nossa massa muscular é extremamente pesada e densa. Por isso os "marombeiros" de academias são muito pesados. Mike Tyson subia na balança e ela marcava mais de 100 kg, sendo que media em torno de 1,79 m. Um pouco de massa queimada gera grande perda na balança. Se pudéssemos cortar um centímetro cúbico da nossa musculatura e jogar num pote com água, ele afundaria rapidamente. Já a gordura flutua: é menos densa.

Quando a entrada de carboidrato é restrita, aumenta a utilização das proteínas para fornecer glicose, que no fim das contas é o único combustível que faz o cérebro e o sistema nervoso funcionarem. Como há grande estoque de proteínas nas fibras musculares, elas são uma boa fonte para sua queima. Consequentemente, perde-se muita massa muscular.

Há dois fatos interessantes sobre a sequência dessa dieta:

- **Primeiro:** Quem faz restrição severa de carboidratos por mais de quatro semanas precisa de algum medicamento que controle o apetite e, às vezes, a ansiedade e o humor, para conter a enorme vontade de ingerir carboidratos. Como o combustível do cérebro é um carboidrato, o corpo implora para que você os consuma. Quando precisamos transformar moléculas de gordura e de proteína em glicose, é como se o sistema nervoso funcionasse com gasolina ruim. Se você estiver estudando ou tentando se concentrar, dê um pouco de combustível para seu cérebro. Crianças na escola não devem "pular" a merenda, pois a concentração tenderá a diminuir durante as aulas.

- **Segundo:** Quem segue essa dieta perde de 14 a 18 quilos muito rapidamente. Depois, se torna bastante difícil. Isso acontece por essa ser a faixa de peso do estoque de glicogênio associado com água que temos no nosso corpo. Quando ele tiver sido esgotado, a perda de gordura será bem mais leve e lenta. Se você começar esse regime com o objetivo de perder 20 quilos, normalmente precisará ir além disso, pois a gordura continuará no corpo gerando bastante flacidez. O peso perdido não é suficiente para que o visual fique como se espera.

No entanto, essa dieta está sendo cada vez menos utilizada. Não por não dar resultado, e sim pelo fato de, posteriormente, a manutenção do peso ser extremamente difícil. Efeito sanfona em mais de 99% dos casos. Nosso organismo não consegue viver sem carboidrato por muito tempo. Quando voltamos a ingeri-lo, mesmo em pequena quantidade, o peso reaparece.

Já as dietas do tipo sanguíneo ou as ortomoleculares são atraentes e saudáveis. O problema é segui-las para o resto da vida.

A do tipo sanguíneo tem o problema da generalização. Por exemplo, para todos que têm sangue tipo A, leite e derivados devem ser evitados. Mas existem inúmeras pessoas desse grupo que adoram e se dão muito bem com esses produtos. O que dizer, então? Para mistificar ainda mais, existem alguns alimentos incomuns que devem ser abolidos para certas pessoas: pimentas, condimentos, alcaparras, cogumelos. Isso nada tem a ver com o grupo sanguíneo ou com outras questões metabólicas. Não há nenhum dado científico que comprove que o tipo sanguíneo interfere nas questões nutricionais. Seria o mesmo que fazer dieta pela cor da pele ou do cabelo. Claro que cada indivíduo se identifica ou não com um determinado tipo de alimento, mas isso não tem como ser fundamentado pelo tipo de sangue.

Todo regime produz bons resultados em curto prazo. Basta segui-lo. Mas o que importa é o depois. O que adianta ficar um mês magro e recuperar o peso depois? Portanto, não avalie se uma dieta é boa em dois meses. Espere dois anos. Se continuar com o peso ideal depois desse prazo, aí sim, podemos dizer que ela funcionou.

Em geral, são necessários 30 meses para o metabolismo se acostumar com 10 quilos perdidos: três meses para cada quilo.

A dieta ou alimentação ortomolecular é fantástica. Antioxidante, rica em ácidos graxos poli-insaturados, probióticos e prebióticos, substâncias que protegem o corpo, vitaminas e minerais. Porém é extremamente difícil segui-la. Há muitos alimentos que não fazem parte do nosso cotidiano e que são de preparo complicado. Muitas pessoas a seguem durante algum tempo, e depois a alimentação volta ao tradicional. Como os resultados, em termos de saúde, não são imediatos, as pessoas não têm motivação para fazer dessa alimentação um estilo de vida. Para o emagrecimento, funciona, como qualquer dieta. Tome cuidado apenas com testes que usam o cabelo ou o sangue, pois podem ser puramente marketing da dieta e não refletem a real necessidade do corpo humano.

Fique alerta com dietas e produtos milagrosos que aparecem e desaparecem na mídia com enorme frequência. Na maioria das vezes, são modismos que prometem mundos e fundos para que você alcance seus sonhos. Se alguma dessas soluções fosse verdadeira, ninguém teria problemas com a balança. Pense um pouco: não existe milagre. O resultado vem com equilíbrio e força de vontade!

12
DIETA ENGORDA

Muitas pesquisas mostram que pessoas que fazem dieta têm maiores chances de ganhar peso com o passar dos anos. Para explicar melhor esse fato, pense numa pessoa de 85 quilos. Se ela não fizer regime algum, seu peso tenderá a se manter. A entrada de energia está em harmonia com a saída e o organismo não necessita de comida extra. Está tudo em equilíbrio. Por outro lado, se ela tentar emagrecer e, consequentemente, diminuir as calorias ingeridas, os estudos mostram que haverá ganho de peso com o passar do tempo. Como assim? É simples: o organismo dela nunca precisou armazenar energia, pois nunca tinha passado por uma restrição alimentar. No momento em que o corpo passa a receber menos energia, ele entra em um estado de alerta e faz tudo para poupar e aproveitar, ao máximo, cada caloria que entra. O equilíbrio foi quebrado. Se uma pessoa começar a primeira dieta com 85 kg, existe maior chance de recuperar peso e ultrapassar o inicial em 8%, atingindo 91 kg no novo ponto de equilíbrio, mesmo ingerindo as mesmas calorias que antes.

Essa sequência de fatos: restringir calorias, diminuir o peso e recuperá-lo, até mais do que antes, é o que acontece com maior frequência. É só olhar à sua volta. Repare nas pessoas que conhece. É muito fácil readquirir o peso anterior, mesmo comendo menos do que antes da dieta. O corpo absorve e armazena melhor a energia ingerida e recupera todos os quilos facilmente. Se antes o consumo calórico diário era, em média, de 2.500 kcal, e o peso, 85 kg, depois dela, mesmo mantendo a ingestão em 2.500 kcal, o novo ponto de equilíbrio é mais alto em 4 quilos. Mesmo comendo o mesmo, podemos engordar.

Se você estiver iniciando um regime, mas pretende segui-lo durante um período específico, nem comece. "Vou seguir essa dieta durante dois meses, só": esse tipo de pensamento não funciona a longo prazo.

Se acabar o regime e voltar a comer a mesma quantidade de antes, o normal é aumentar o peso em 8%; 70 kg antes do regime e 75,5 kg voltando a se alimentar da maneira habitual.

Por isso, uma das frases mais comuns, ditas para todos os especialistas que trabalham com emagrecimento é: "Nunca estive tão pesado(a)."

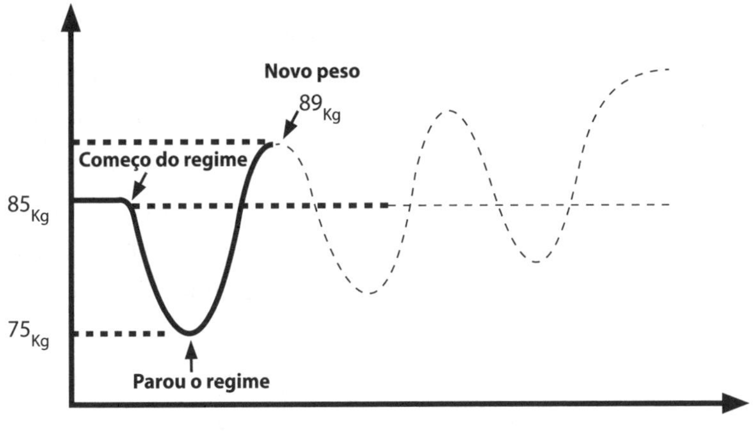

O gráfico mostra como o peso corporal tem a tendência a subir após cada regime, pois com a mesma alimentação se engorda mais que anteriormente.

13
COMO TUDO COMEÇOU...

Quando alguém dá início a uma dieta, o corpo entende que há menos oferta de comida à disposição. Nossos ancestrais, os homens das cavernas, caçavam seus alimentos e tinham que comê-los rapidamente, pois não havia meios de armazená-los e evitar que apodrecessem. Como não havia alimento disponível o tempo todo, com frequência eles ficavam longos períodos sem se alimentar e alguns chegavam, literalmente, a morrer de fome. Aqueles cujo metabolismo desacelerava com mais eficiência e aproveitavam melhor a energia do que comiam viviam mais e transmitiam essa característica genética para seus descendentes. Era a seleção natural agindo. Ou seja, os mais aptos a engordar, diminuir o metabolismo e aumentar o aproveitamento das calorias ingeridas procriavam mais. Poupar energia era vital. É o mesmo caso do exemplo do balde, fechar a torneira para que não esvazie rapidamente e, no supermercado, diminuir o número de caixas para guardar mais gordura. Quem fala que tem tendência a engordar está, mesmo sem saber, se referindo a esses fatos. Mas não esqueça que é possível treinar este comportamento. Se você fizer regime constantemente ou permanecer muitas horas em jejum, aprimora seu metabolismo para que engorde.

A história humana se relaciona muito mais com a falta de comida do que com o excesso. Se observarmos nossas 900 gerações, somente as 6 últimas tiveram excesso de oferta de alimento.

A restrição alimentar nos faz entrar em estado de alerta metabólico. Para o organismo, a vida corre perigo. Como reação de defesa, o corpo gasta menos energia e aproveita, com muito mais eficiência, as calorias que entram. Quando se dá aquela escapadinha durante o regime ou quando este é encerrado por algum motivo, o organismo quer recuperar tudo aquilo que foi perdido. E facilmente consegue.

Toda vez que você fizer uma dieta, mesmo que sejam apenas dois dias, estará treinando seu corpo para engordar cada vez mais facilmente e emagrecer com maior dificuldade. Dieta engorda!

Quando estava quase me formando, passei um cardápio bem simples para uma amiga da família que desejava emagrecer. Ela é daquelas pessoas que, quando encontro, está sempre diferente: ora magra, ora com uns quilos a mais. Já tinha feito várias dietas diferentes e usado todos os remédios possíveis. Quando seguiu o cardápio, perdeu 3 quilos em um mês. Achou o processo lento, mas bom. Depois disso, já deve ter feito algumas outras tentativas de emagrecer. Ela, realmente, é uma pessoa que quando fala que está de dieta, está mesmo. Não sai à noite, corta doces e faz todo o esforço necessário. Há pouco tempo, ela me contou que havia chegado de um spa, onde fez uma dieta de 800 kcal diárias, por 14 dias. Era a quarta vez no mesmo local. Nas estadias anteriores, fez a mesma dieta e perdeu, no mínimo, 4 quilos. Só que, nessa última, o resultado foi o pior de todos: apenas 2,1 quilos. E, uma semana após a saída do spa, já havia recuperado mais da metade deles.

O que ocorreu com ela acontece com muitas pessoas. O problema está, justamente, na quantidade de regimes que ela já fez. O número de tentativas de emagrecer é diretamente proporcional à facilidade que se tem de engordar. Na primeira, ela sem dúvida emagreceu rápida e facilmente, pois o metabolismo estava treinado a desacelerar, a fechar a torneirinha do balde, e mantinha alto o gasto de energia. Nas tentativas seguintes, esse gasto era cada vez menor, e o aproveitamento de energia dos alimentos, maior. Dessa última vez no spa, o metabolismo, já bastante lento pelo excesso de dietas e pela falta de energia, dificultou a perda de peso e posteriormente facilitou o ganho. Se ela não encontrar um equilíbrio na alimentação, a luta contra a balança não terá fim.

Cada vez comerá menos e talvez nem isso será suficiente para emagrecer. Além disso, não tem o corpo desejado; muito pelo contrário, está cada vez mais insatisfeita. Toda vez que comemos pouco, é como se estivéssemos treinando nosso corpo a engordar. Tome bastante cuidado com isso.

Nosso estômago é bem maior do que precisaria ser. Isso também se deve à evolução. Como não havia maneiras de estocar comida, ele precisou se adaptar e cresceu. Nossos ancestrais tinham que comer muito quando havia comida. Hoje, sofremos as consequências. Precisamos comer muito para nos sentirmos saciados e, se forçarmos um pouco, a cada dia conseguimos comer mais. Isso é fácil de ser notado nas pessoas que se submeteram à cirurgia de redução do estômago. A cada ano que passa, elas conseguem ingerir um pouco mais, pois esse órgão é capaz de responder à quantidade de comida que comemos.

A capacidade de adaptação do nosso sistema digestivo é fantástica. Se você consumir diariamente alimentos com muita gordura, conseguirá ingerir porções cada vez maiores. O contrário é fascinante. Quem ingere comidas leves e em pequenas quantidades sabe disso. Se durante um mês você comer regradamente, com certeza não vai se sentir bem quando exagerar. O estômago perde a capacidade de receber muito alimento de uma vez. Você adquire hábitos e rotinas e seu corpo se adapta a eles.

14
INTOXICAÇÃO E ALIMENTAÇÃO DESINTOXICANTE

Este é um dos termos da moda. Hoje todas as revistas trazem alimentos desintoxicantes. Afinal, como ficamos intoxicados? Por quê?

Comer mais do que nosso corpo pede, ingerir em excesso frituras, sódio, gorduras trans, álcool, conservantes, corantes: é assim que nosso organismo fica intoxicado. O corpo elimina as toxinas, mas não na mesma velocidade com que as ingerimos. Ou seja, a ingestão é maior que a eliminação.

Tomemos, por exemplo, um composto cancerígeno chamado benzopireno, que se encontra em qualquer fritura e em produtos defumados. Quando o ingerimos mais do que nosso corpo consegue eliminar, ele se acumula. Como primeiro recurso, o corpo retém líquido, para diluí-lo e minimizar sua concentração no sangue. Como consequência, ficamos inchados. Por isso, muitas vezes ganhamos quilos no fim de semana e perdemos facilmente nos dias seguintes.

Frutas, alimentos ricos em fibras como aveia, hortaliças e oleaginosas (nozes e castanhas) são desintoxicantes. Fazer atividade física e comer bem é desintoxicante. Mas não deixe de comer nada. Prove de tudo, sem exageros, pois poderá dar ao seu corpo mais substâncias indesejáveis do que ele é capaz de eliminar.

Já o álcool pode ser intoxicante e se acumular na corrente sanguínea se bebermos mais do que o corpo consegue processar. Há uma pequena variação entre indivíduos, mas acima de duas latas de cerveja por hora os níveis de álcool no sangue aumentarão, nos deixando tontos.

A maioria das pessoas tem dois ou três quilos no corpo devido aos inchaços. Com cinco dias de uma alimentação saudável e sem alimentos que intoxicam, esse peso em excesso vai embora. Quem faz "detox" perde esse peso na primeira semana. Mas não na segunda.

Podemos ganhar até 2 quilos em um fim de semana devido a excessos e à ingestão dos alimentos intoxicantes. Esse peso extra não é de gordura, em sua maioria, e sim do inchaço provocado pela intoxicação. Em três dias de bom comportamento, boa alimentação e atividade física, perdemos esse peso extra. Evite esse ganha e perde. Seus órgãos agradecem.

15
OU ISSO OU AQUILO

Algumas coisas não andam juntas na nossa vida. Podem até existir exceções, mas são raras e improváveis. Escolhas precisam ser feitas: ou trabalhamos e ganhamos dinheiro ou não trabalhamos e também não recebemos. Não trabalhar e ganhar é para poucos. Se não frequentarmos as aulas da faculdade, não vamos nos formar. Ter filhos sem gastar mais e sem ter trabalho é difícil. Se não quiser ter trabalho e preocupações, não tenha filhos. Ou você tem carteira de motorista ou corre o risco de tomar multas se for parado por policiais. Ou pratica alguma atividade ou não terá uma boa condição física.

Tratando-se de comida e corpo, o mesmo acontece. Temos que fazer escolhas. É praticamente impossível comer o quanto quiser e ter o corpo desejado. Portanto, se você não "segura a boca" e não resiste a alguns alimentos, pare de se lamentar pelo seu físico. A força de vontade e a consciência fazem muita diferença. Arrisco-me a dizer que todas as pessoas que você conhece e que têm problema com o peso entram e saem de dietas o tempo todo. Ora comem pouco, ora comem muito. Num momento se controlam, em outro, não. A chave do sucesso está no equilíbrio. Para isso, você deve ter clareza quanto aos objetivos, pois alguns sacrifícios são inevitáveis.

O que vale mais a pena na sua vida? Comer o que quiser ou ter o corpo que deseja?

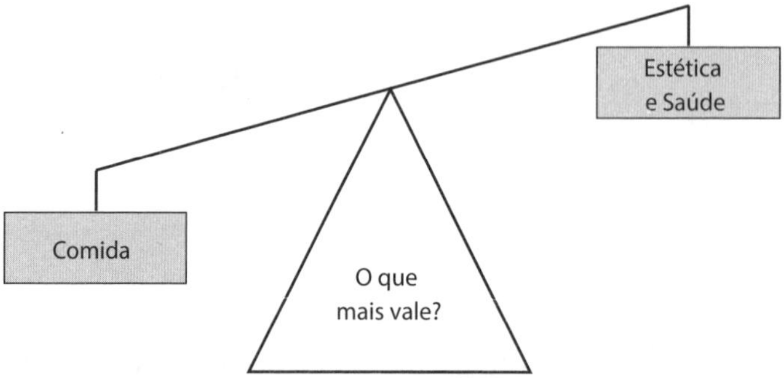

Se sua resposta for ter o corpo e a saúde desejados, lute e consiga!

Sempre que se alimentar, reflita sobre seus propósitos e tudo aquilo que deseja. Pense bem para não se arrepender depois de comer. Mesmo que você ame um tipo de comida, pense. Não deixe de comê-la, mas pense no que ela traz de bom e no que lhe acarreta de prejuízo. Ponha na balança e decida. Assim, você aproveitará mais seus alimentos preferidos. Proibir é o pior caminho.

Coma o que quiser, mas não o quanto puder.
Nenhum alimento é proibido. Apenas o exagero.

16
O CAMINHO DO SUCESSO

Como você já entende o funcionamento do corpo diante de determinadas situações e a importância da atividade física, vamos falar sobre o que realmente faz a diferença: a cabeça!

Costumo brincar que existem dois fatores fundamentais para o emagrecimento: ter um motivo para emagrecer e pensar antes, durante e depois de comer.

Um cliente me procurou há dois anos com o objetivo de emagrecer. Não conseguiu. Não fez a dieta nem retornou. Um tempo depois, o reencontrei, enquanto fazia atividade física. Ele disse que havia marcado outra consulta, para dali a duas semanas. Perguntou o que fazer até lá; como disse que tinha a dieta antiga, recomendei segui-la até conversarmos no consultório. Entre nosso encontro e a consulta, ele perdeu 4 quilos. Fiquei curioso para saber o que tinha acontecido. Ele passara na prova escrita num concurso da Polícia Federal e restavam-lhe apenas dois meses para a prova física: correr, fazer abdominais e barra fixa. Ou seja, agora emagrecer era uma questão financeira. Melhor motivação não poderia haver. Ele perdeu mais 7 quilos e passou na prova. Tomou gosto por correr e mantém a prática até hoje.

Uma cliente de 15 anos me procurou para emagrecer. Ao final do segundo mês, já havia perdido 6 quilos. Ainda faltavam 3. A partir daí, em cada consulta mensal ela me dizia que saía da dieta algumas vezes e os quilos não iam embora de jeito nenhum. Seu corpo já estava bem legal, ninguém dizia que precisava emagrecer mais. E, embora quisesse, não conseguia atingir a meta. Na primeira consulta, a motivação estava alta, pois estava insatisfeita com o reflexo quando se olhava no espelho. Emagrecendo, a satisfação com o corpo aumentou e a motivação caiu. Quando esta se igualou ao grau de satisfação, ela parou de emagrecer.

Inconscientemente, era como dizer: "Por que vou deixar de comer este bombom? Meu visual já está bem melhor."

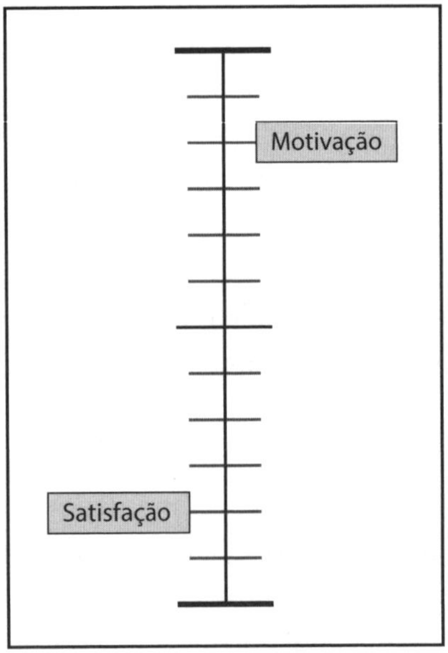

* Motivação alta, pois a satisfação com o corpo estava muito baixa.

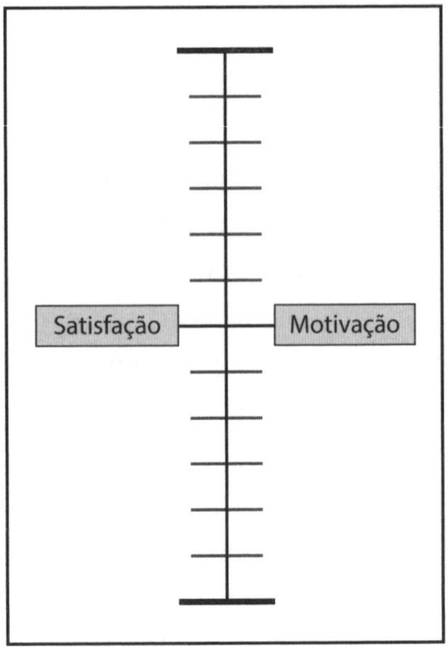

* Quando a motivação se iguala ao grau de satisfação, o emagrecimento cessa.

Em uma das consultas seguintes, imaginamos que aconteceria um desfile de biquínis em sua escola e ela iria, obrigatoriamente, desfilar. Para isso, ela achava que o corpo não estava legal, então a satisfação diminuiu e a motivação, outra vez, aumentou. Resultado: emagreceu. Não pela brincadeira, mas simplesmente por descobrir o que estava faltando para chegar ao corpo que desejava. Não era a alimentação, e sim o objetivo.

Estas duas escalas representam bem por que muitos emagrecem, mas não conseguem atingir o corpo e o peso desejados. O toque final é difícil se a motivação cair. Como não se chega ao objetivo planejado antes do regime, muitos desistem e voltam a engordar. O mesmo acontece com aquelas pessoas que querem emagrecer só um pouco, 3 "quilinhos". Muitas vezes, não há motivação suficiente, pois o corpo já tem um bom visual. Daí vem: "Não consigo deixar meu corpo do jeito que eu quero." Falta o ajuste final.

Noivas sempre emagrecem. Querem estar bonitas para o casamento e para as fotos, receber elogios e, no futuro, falar, olhando o álbum, como eram antes. Estão motivadas e seguem tudo à risca.

Um exemplo não muito prático, mas bem interessante. Vamos supor que você irá ganhar 500 mil reais para emagrecer 6 quilos em dois meses. Aposto que conseguiria, mesmo sem conhecer você. E, mais incrível, você conseguiria sem ninguém lhe passar uma dieta. Faria ginástica, comeria menos. Você daria um jeito. Tenho certeza de que, quando for pegar outro bombom, vai pensar: vou comer ou ganhar o dinheiro? Para perder peso, precisamos somente de um bom motivo. Se seu motivo for realmente grande, ele fará você pensar antes de comer.

Escolha o alimento de que mais gosta. Pense que ganharia o carro dos seus sonhos se ficasse sem comê-lo por um mês. Quase todas as pessoas ganhariam o carro, pois valeria a pena. Então, quando falar que não consegue ficar sem um determinado alimento, pense nisso. Na realidade, você ainda não achou uma boa motivação. Emagrecer é um motivo, mas o que há por trás disso? Autoestima? Saúde? Bem-estar? Descubra o que impulsiona você e siga em frente, sempre apoiado por esse motivo.

Todos os que desejam emagrecer têm algum problema relacionado ao peso ou ao visual. Do contrário, para que encarar desafios e sacrifícios? Na maioria das vezes, a motivação está na diminuição do colesterol, risco de doenças ligadas ao coração e à pressão arterial, diabetes, dores na coluna ou no joelho, vida amorosa, vestuário, verão ou alguma festa que se aproxima e a roupa não serve. Qual motivo será seu combustível nesta luta? Por que quer emagrecer? Por que seria mais feliz com menos peso? O que mudaria na sua vida?

Encoste na "barriguinha" ou naquele local onde a gordura não deveria estar. Lembre-se da roupa que não está caindo bem ou daquela que gostaria de ter, mas hoje não fica legal no seu corpo por causa do excesso de peso. Pense em tudo que incomoda você. Na vergonha de tirar a camisa ou colocar um biquíni. Nas situações, aparentemente banais, que só você entende e vive. Nas cobranças das pessoas e da sociedade. E quando alguém nos olha e achamos que estão reparando no nosso corpo? Agora, imagine como será a vida sem tudo isso. Bem melhor? Mais feliz? Então, você pode. Por que não? Você não é diferente de ninguém! Já pensou estar com roupas de banho e alguém assobiar? Basta querer! Se já jogou na loteria, certamente sonhou e fez milhões de planos com o prêmio. Faça o mesmo com o corpo e a saúde. Imagine-se com o visual sonhado e viva a felicidade! É muito mais fácil emagrecer do que acertar os números sorteados!

> O sucesso está muito mais relacionado com a sua motivação do que com o tipo de regime, assim como quando se quer parar de fumar ou beber, começar a correr ou praticar atividade física. O motivo que impulsiona e inspira você é o que realmente fará com que consiga o que quiser.
>
> A motivação é o fator principal do resultado de um regime.

Depois de identificado o motivo, dê uma nota de 1 a 10 para a sua vontade de atingir o objetivo, ou seja, o quanto você deseja emagrecer. Antes de responder, pare e pense um pouco. Pense em todos os sacrifícios, as tentações e as adversidades ao longo do caminho: festas, crises de ansiedade, problemas nos estudos ou no trabalho etc. Você quer enfrentar todas as pessoas perguntando se você está de dieta? Vale a pena passar por isso? Se a nota for menor que oito, nem comece. Ela precisa ser igual ou maior que nove. Para começar a trilhar o caminho do sucesso, você deve encará-lo com força máxima. Se já passou por esse desafio antes, sabe que não é fácil. Muitas vezes vacilamos e é difícil voltar ao caminho. Tome cuidado com o famoso pensamento: "Já que comi um, agora..." Não jogue tudo para o ar assim.

Esqueça as microtentativas. Nunca comece uma dieta por começar ou porque outra pessoa está fazendo ou, ainda, porque hoje é segunda-feira e no final de semana você passou da conta. Isso só trará mais sentimento de frustração e de incapacidade de vencer. Você pode chegar ao extremo e até se encaminhar para uma crise depressiva. Imagine antecipadamente todas as barreiras e situações a enfrentar. Prepare-se para a batalha mais difícil, que é contra nós mesmos. Para isso, só entre em regime com força máxima. Com todas as armas, garra e desejos possíveis. Não encare essa luta se houver possibilidade de não atingir sua meta.

As estatísticas não são nada boas: 98,7% das pessoas que fazem regime não conseguem seus objetivos. Não chegam ao peso desejado ou, se o atingem, não conseguem mantê-lo. Você nunca entraria em um avião se a chance de ele cair fosse maior que 90%. Ou não iria para uma frente de batalha se as chances de morrer fossem enormes. Portanto, não faça tentativas de emagrecer sem estar com suas armas e roupa à prova de bala.

O excesso de tentativas de emagrecer, parar de fumar ou começar atividade física nos enfraquece. Cada vez ficará mais difícil. Só inicie se tiver certeza de que conseguirá dar continuidade e atingir o objetivo final. Vá somente com força máxima!

Só para dar números ao prejuízo causado pelas dietas: a análise metabólica mostra que quase todas as pessoas que já fizeram mais de três tentativas para perder peso em dez anos economizam calorias equivalentes a meio pão ou a uma colher de arroz a cada três horas. Em seis refeições por dia, serão três pães a menos. Uma cliente que normalmente gastaria 74 kcal por hora obteve resultado de 53 kcal no exame, por causa do excesso de regimes e da falta de padrão alimentar. É uma redução muito significativa, de 28%. Transforme esses números em dinheiro a fim de entender. Se você trabalhar oito horas por dia, recebendo R$ 74 por hora, no final do mês seriam R$ 11.840. Com o salário reduzido, R$ 8.480. São menos R$ 3.360. O metabolismo economiza 22 quilos por ano. E não é só isso, o organismo ainda aproveita 30% a mais das calorias dos alimentos. Um bife com 100 kcal, para quem tem o metabolismo lento, pode render até 130 kcal.

Portanto, só tente emagrecer com total certeza de que seu avião não irá cair. Os números mostram que o principal problema não é preferir o alimento normal ao light, nem comer carboidratos à noite, mas sim em exagerar no fim de semana e compensar depois, em começar e parar regimes várias vezes, e em tentar compensar todas as escapulidas da alimentação normal.

Agora, pare um momento. Pense e escreva todas as suas armas para entrar nessa luta: ter mais saúde, ficar mais bonito(a), reduzir o colesterol, o que for.

A primeira coisa que deve ser mudada para conseguirmos resultado são alguns pensamentos comuns como:

- Não posso nem ter em casa, senão...
- Só de vez em quando pode.
- Vou tomar um remédio para dar aquela arrancada.

Se você fizer as mesmas coisas que os outros fazem ou tiver os mesmos pensamentos e atitudes, tome cuidado. Os resultados serão os mesmos. Quem tem esse tipo de ideia não é um bom exemplo a ser seguido.

O outro pilar fundamental do emagrecimento e da mudança de hábito é fazer da alimentação um ato voluntário. Comer não pode ser como respirar. Devemos ter o controle sempre. Pense para comer. Quantas vezes somos hipnotizados pela comida? “Se começar a comer, não consigo parar”, “É melhor nem passar perto”, “Nem compro para minha casa, senão...”. A mão que pega o alimento e a boca que come são suas e estão sob seu controle. Você pode parar, sim. Respire. Tire o olho da comida por um tempo. Recupere o controle. Pense nas suas metas e analise se vale a pena.

Filosofando 1: tenho certeza de que mesmo que você não tenha em casa as comidas de que mais gosta, não irá emagrecer. O que deve mudar é seu comportamento, não as compras. Ninguém perdeu peso e manteve essa perda por causa da disponibilidade de alimento em casa ou em qualquer outro lugar. Da mesma maneira, não deixe de ir às festas porque quer emagrecer. O que deve mudar é sua maneira de encarar a comida.

Filosofando 2: sei que é difícil, porém tente imaginar que a alimentação não tem gosto. Ou seja, é um simples processo meramente vital. Assim como respirar ou ir ao banheiro. Deu vontade, temos que nos abastecer para continuarmos vivos. Como seriam as festas? Se existissem restaurantes, seriam postos de gasolina para os humanos? Todos andariam com placas de combustível em vez de barras de cereal? Mas que bom que existe prazer nesse processo vital. Agora, precisamos aprender a aproveitar. Alimente-se com consciência. Você irá comer com gosto e não com culpa. E muito cuidado, esse prazer pode matar. Coma para viver, não viva para comer.

Pense antes de começar a comer. Primeiro, identifique o tipo de fome: fisiológica ou psicológica. São sintomas do primeiro tipo: dor no estômago e queimação, tonteiras, tremores, vista escura, enfim, tudo que sentimos quando estamos há muito tempo sem comer. Qualquer um conhece seus próprios sintomas de fome. O primeiro tipo acontece quando o organismo está realmente precisando de energia. As reservas estão se esgotando e, como defesa, o gasto metabólico começa a diminuir, pois o corpo não sabe por mais quanto tempo irá ficar em jejum e se prepara para aproveitar ao máximo a próxima refeição. Já a fome psicológica acontece não por situações metabólicas, e sim por motivos como ansiedade, gula ou, simplesmente, vontade de comer. É sempre mental e não física. Ocorre em diversas situações: diante de tira-gostos, churrasco, sobremesa, ócio ou quando passamos na cozinha e abrimos a geladeira à procura de qualquer coisa.

Existem diversos truques para comer menos nas refeições. Tomar três copos de água uma hora antes das grandes refeições e um copo logo antes das pequenas; colocar o garfo com comida na boca e deixá-lo no prato até acabar de engolir; tomar shakes que aumentam a saciedade etc. Mas não esqueça que são medidas, na maioria das vezes, temporárias. Quem vai ficar bebendo tanta água para o resto da vida antes das refeições? Poderia prescrever um regime e dar uma excelente dica: escovar os dentes às 19:30 para não comer mais à noite, que é, normalmente, o horário dos abusos de quem faz dietas. Mas o problema é muito maior que isso. Remediaremos, mas não chegaremos à cura. Ou seja, pode-se até perder alguns quilos, mas eles serão reencontrados. Devemos principalmente mudar de atitude. Coma de cabeça erguida e olhos abertos. Conscientemente. Quem consegue se alimentar dessa maneira diminui o sacrifício das dietas e aumenta o prazer quando está comendo.

Antes de qualquer refeição, pense no quanto pretende comer. Qual a quantidade que não deixará você se arrepender após a alimentação? Encoste naquela parte do corpo mais incômoda e veja que depende de você modificá-la. Se já estiver emagrecendo, veja quanto o seu corpo melhorou e que não quer que ele volte à etapa inicial. Recorde que uma vez faz diferença e, às vezes, pode-se perder um mês de regime.

Você com certeza já experimentou duas sensações opostas ao chegar em casa à noite depois de uma festa ou saída com os amigos. Uma é o arrependimento. "Não deveria ter comido aquilo tudo. Para quê? Não precisava!" Mas já é tarde. A outra é de felicidade, a sensação de ter conseguido vencer e estar com o dever cumprido. Sem consciência pesada. E tenho certeza de que a noite foi ótima e não perdeu em nada para aquela de abusos. Não digo para não comer nada e passar fome, mas para fazê-lo com a cabeça. Veja quantos salgados você já comeu. Não pegue outro só porque o garçom ofereceu ou porque a mesa está cheia de comida, e sim por saber exatamente o que estará perdendo e ganhando com isso.

Se você já se arrependeu depois de ter comido muito é porque não pensou enquanto comia. Comeu de forma automática, sem nem perceber o que estava mastigando. Respire um pouco enquanto come e faça uma análise do seu comportamento, para não se arrepender depois. Esse sentimento é péssimo!

Nunca mastigue um alimento olhando o próximo pedaço a ser comido.

Muitos me perguntam quantos salgados ou pedaços de pizza podem comer, mas não existe um número correto. Até poderia falar, por exemplo, dez salgadinhos ou duas fatias de pizza, mas isso também não vai durar muito tempo. Coma para experimentar e apreciar a comida diferente, que não faz parte do cotidiano do meio de semana. No restaurante, se tiver pedido uma pizza com dois sabores diferentes, coma meio pedaço de um e meio pedaço do outro. Se gostou mais de um deles, coma mais um pouco. Numa festa ou num churrasco, evite comer muito de apenas uma coisa. Não coma cinco coxinhas. Prove uma. Sinta o gosto. Pegue outro salgado diferente. Prove. Se escolher muitos de um tipo, significa que não está percebendo o que come. Evite ficar repetindo o mesmo porque está saboroso ou porque é dele que você mais gosta. Não é necessário escolher o que engorda menos. Se gostar de picanha com gordura ou de salgado frito, coma. Mas não exagere. Se não, entrará no modo automático e se arrependerá depois. Prefira experimentar vinte salgados e doces diferentes a comer dez iguais. A diferença básica entre comer um ou cinco do mesmo tipo é que você sentirá o mesmo gosto por mais alguns minutos. Não vale a pena engordar repetindo o mesmo sabor. Se nunca viajou para o Nordeste, você prefere passar vinte dias só em Maceió ou conhecer também Fortaleza, Salvador e Recife? Pense bastante e não fique escravo da comida. Saiba parar. Experimente as diferenças.

Já reparou como num bar, restaurante ou praça de alimentação de um shopping center com uma porção à mesa, como as pessoas comem depressa? Ou batata frita, pipoca. Nem dá tempo de pensar. O cérebro, a boca e as mãos trabalham no automático até que o alimento acabe. Experimente observar o comportamento das pessoas. Principalmente o dos "gordinhos". É uma relação com a comida bastante complicada. Ora parece amor, ora ódio. Às vezes, um combate. Pode também lembrar atração, fixação, escravidão ou, simplesmente, onde se deixam as angústias e mágoas e se descontam todos os problemas da vida. Sinta o gosto da comida. O momento de comer é o momento de comer. Assim como o de estudar é o momento de estudar. Pode-se até escutar música ou ver televisão, mas concentre-se no que faz, do contrário, os estudos e a alimentação estarão desviados do foco.

Não coma no automático. Não repita o mesmo alimento sem pensar. Pare um pouco. Tenha muito cuidado com os alimentos que comemos repetidamente, como batata frita, biscoitos, salgadinhos e outros petiscos.

Se você quiser mudar seus hábitos e emagrecer, evite repetir o mesmo alimento na mesma refeição, seja ele qual for.

Pense enquanto come, entre cada mastigada, entre cada garfada e entre cada biscoito. Aprecie! Não coma contando menos um a cada um que se coloca na boca: menos um biscoito, menos um pedaço de pizza, menos um bombom. Brasileiros e norte-americanos agem assim. Comem como se a comida fosse sumir. Cada pedaço engolido é menos um pedaço a ser comido, e não um que acabou de ser apreciado. Coma falando "humm" a cada mordida. Do contrário, quando perceber, o sorvete e o sanduíche já terão acabado. Quem dirige há mais tempo pisa na embreagem automaticamente para trocar de marcha. O pão é um alimento de todos os dias e diversas vezes não notamos a diferença entre as várias padarias. Somos diferentes dos europeus, que se alimentam com mais sabedoria e, por isso, são mais magros. Quase todos os casos de obesidade do mundo não se referem a "o que" as pessoas comem, e sim à maneira como comem e à quantidade ingerida.

Mais um exemplo: suponha que você ganhou uma promoção cujo prêmio é gastar mil reais em compras em um shopping. Você pensaria em comprar um relógio? Uma televisão? Ou aquele tênis? Não importam as opções, todos nós teríamos que decidir o que vale a pena comprar e para isso precisaríamos refletir. Garanto que ninguém entraria na primeira loja e gastaria todo o dinheiro. Ficaríamos, no mínimo, uma hora no shopping. Por que, com relação à comida, quase ninguém faz isso? Pensar, analisar o que mais vale a pena: comer ou ter o corpo e a saúde que quer? Pense entre cada pedaço do alimento: vou comer mais ou parar por aqui? Não fique cego enquanto come, não vendo nada mais além da comida pela frente. A vida segue depois que acabamos de comer. Recoste-se à cadeira e olhe para outro lugar. Repare em outra coisa. E pense o que vai fazer depois de comer. Trabalhar? Ver televisão? Dormir? A vida não acaba ali.

Faça uma revisão mental do seu comportamento alimentar em uma festa ou num restaurante. Veja se valeu a pena e tente melhorar a cada dia. Evite comer muito de um mesmo alimento.

Faça uma análise rápida do seu comportamento quando acabar a refeição. Quanto você comeu? Qual era o tempero, a textura? Tinha cheiro? Valeu a pena comer essa quantidade? Se foi pouco, elogie-se. Se passou da conta e achou que deveria ter comido menos, pergunte-se o que deu errado. Por que comeu mais do que deveria? Faça uma previsão do seu próximo comportamento e, antes de exagerar, repense o quão desagradável é esse sentimento de derrota, sabendo que o objetivo com a balança ficou mais longe. Não se culpe, mas tente melhorar para a próxima refeição.

17
ENCONTRE SEU INIMIGO

Episódios de ansiedade, festas, viagens, tentações, desânimo e vontade de jogar tudo para o ar são algumas dificuldades que iremos encontrar no caminho do sucesso para ter mais saúde, longevidade e um corpo novo. Você já passou por isso ou, pelo menos, conhece esses desafios. Mas há um inimigo muito maior e não é fácil percebê-lo: as pessoas à sua volta. É isso mesmo! Conhecidos, colegas, amigos e até os familiares mais próximos.

Claro que não são todos, porém uma boa parte. Quem nunca escutou: "Deixa de bobagem! Só hoje pode!", "Você não vai comer nada? Não é possível!", "Eu acho que esse regime não está dando resultado... Você já emagreceu alguma coisa?", "Vai comer só isso?" e outras frases desanimadoras. As pessoas nunca lhe ofereceram tanta comida quando você não estava em dieta. Mas isso é um comportamento normal. É bastante difícil aceitar o sucesso alheio. Até mesmo numa relação entre marido e mulher, um pode jogar o outro para baixo.

Encare isso como motivação. Mostre que é possível, sim! Por isso, gosto quando as pessoas falam que não estão de dieta e comem *de tudo* que oferecem. *Tudo* quer dizer alimentos fritos, gordurosos ou doces. Mas não significa comer muito. Invente alguma desculpa. "Não estou me sentindo bem...", "Comi antes de sair de casa", "Agora não estou com fome" etc.

Repare: quando alguém vai bem no trabalho ou a empresa começa a crescer, há sempre quem fale coisas absurdas a respeito. Julgam de forma deselegante. Não pense que isso não acontece com você. Ao emagrecer, ficar mais bonito(a) e obter destaque, as pessoas, sem querer, têm pensamentos negativos. Em vez de tentar seguir o seu exemplo, torcem para seu sucesso acabar. Nivelam-se por baixo e, sem maldade, desejam que a pessoa volte ao patamar onde estava. Podem chamar de inveja, e acontece sempre.

18
ENTRANDO EM DIETA

Existem, basicamente, dois tipos de comportamento durante uma dieta. Um é seguir o regime à risca. Tudo o que é proibido é eliminado. Por três meses, por exemplo, doce não faz parte da dieta. As pessoas param de beber, de comer frituras e tudo mais que está escrito que não deve ser consumido. Às vezes, evitam até sair à noite, para não exagerar. O foco permanece até se atingir o peso proposto.

Um cliente, uma vez, espalhou que eu passava a dieta do miojo, pois essa era uma das opções para comer à noite, já que ele morava sozinho e não tinha tempo de preparar refeições adequadamente. Ele seguiu a dieta comendo miojo diariamente, emagreceu 22 quilos e chegou rapidamente ao peso desejado. Todas as suas roupas voltaram a servir. Após o período de sacrifício, como não aprendeu a se alimentar, voltou a comer o mesmo que antes e, como consequência, engordou outra vez. Ninguém consegue jantar a mesma coisa toda noite. Para quem segue uma dieta sem cometer nenhum erro, a perda de peso é rápida e sem grandes desvios. O problema é que, na maioria dos casos, é impossível sustentar essa mudança por um longo tempo.

O outro comportamento é adaptar a dieta ao cotidiano. Às vezes, o regime recomenda tomar um iogurte pela manhã, mas, por causa do local de trabalho, é muito difícil; então procura-se uma opção fácil e prazerosa que possa ser feita diariamente. Tomar sopa de legumes à noite seria uma das melhores escolhas para o horário, mas muitas vezes é impossível ou gera muito trabalho. Seria muito bom levar uma fruta para comer no meio da manhã, mas sei que muitas pessoas não fariam isso por mais de um mês. Substitua, então, por alguma refeição fácil de ser feita e saborosa, mesmo que não seja a ideal. Procure lanches mais leves. Pão com manteiga é uma boa opção. Não sendo possí-

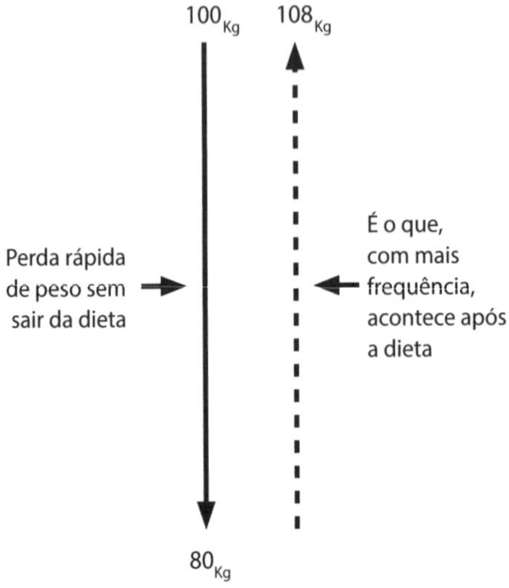

vel fazer uma boa refeição, também não faça a pior nem a pule. Se na lanchonete não houver salada de fruta, não opte pela fritura. Procure outro alimento: não radicalize nem para o bem nem para o mal.

Não deixe de fazer programas de que gosta por causa da dieta. Tente manter a vida social. Festas e encontros sempre vão ocorrer. É necessário aprender a se comportar nessas situações. Continue a ir aos churrascos e aniversários. Se gostar da picanha com gordura, não precisa evitá-la. Sinta o sabor e, simplesmente, coma menos. Pode até errar um pouco. Quando cometer um exagero e sair do caminho do emagrecimento, repense. Volte para a linha. Quem faz isso, atinge o objetivo assim (figura acima).

Saia da dieta, sim, mas cada vez menos. Se em uma festa você exagerou e se arrependeu por ter comido dez salgadinhos, na próxima tente melhorar e, comendo nove, já conseguirá uma vitória muito maior do que parece. Você chegará aonde quiser mais depressa do que pensa e, quando atingir o objetivo, será fácil se manter lá.

É claro que existem pessoas que perderam peso rapidamente e, para não engordar outra vez, fizeram mudanças no comportamento durante o período de manutenção, pós-dieta. Nesse caso, o medo de engordar outra vez as fez mudar lentamente, às vezes sem nem perce-

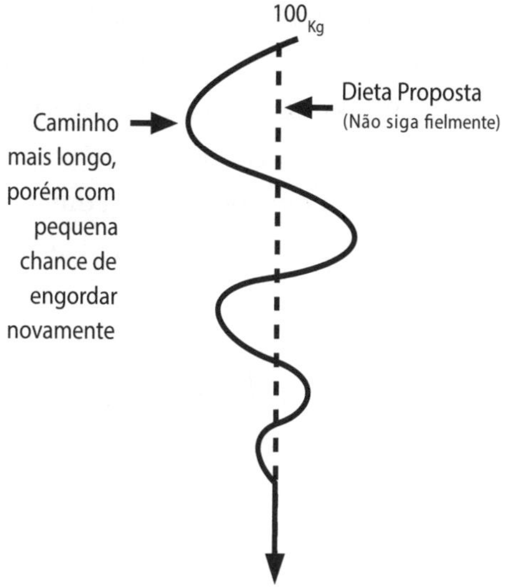
100 Kg
Dieta Proposta
(Não siga fielmente)
Caminho
mais longo,
porém com
pequena
chance de
engordar
novamente

ber. Outras chegam ao extremo, como desenvolver uma anorexia, por pavor de voltar ao que eram antes.

Se você luta contra a balança e acha que existem "alimentos de dieta", cuidado! Salada no almoço, presunto de peru no sanduíche ou alimentos light ou diet não são comidas para quem quer emagrecer. Tenha em sua geladeira um queijo light e uma mozarela. Pense antes de comer e opte por um deles para cada ocasião. Muitos falam: "Agora vou ao supermercado comprar os alimentos prescritos na dieta." Quem faz isso provavelmente não vai conseguir manter o peso alcançado após o regime, se é que vai emagrecer. Muitas refeições diárias são feitas de modo automático. Nessas, escolha o alimento menos calórico. Quando tiver mais tempo e realmente for apreciar a comida, deixe o corpo escolher e, se for o caso, opte pela mozarela em vez do queijo cottage.

Para emagrecer, a quantidade é o fator mais importante. Lembra da fila no supermercado? E de quem fez cirurgia de redução do estômago? Pouco de uma comida gordurosa não engorda, mas muito de uma mais magra, sim. Não é vantagem trocar um bombom por cinco laranjas. Cuidado com a quantidade!

Algumas vezes, ao final de uma consulta, escuto: "Posso começar na segunda-feira?", ou "Vou começar só amanhã porque preciso ir ao supermercado comprar os alimentos que estão escritos aqui". Quando isso acontece, vejo que o cliente não vai conseguir. Será somente mais uma tentativa. Onde está a mudança comportamental? Pode-se fazer dieta com qualquer comida! É só comer pouco. Existem duas vantagens nos alimentos light ou diet: você pode comer um pouco mais, pois são menos calóricos e possuem menos gordura, sendo menor a chance de acumulá-la no corpo. Portanto, a manteiga, o presunto, o pão, o suco, não precisam ser diet. É só ingerirmos menos. Melhor comer um pão de queijo do que cinco torradas light. O espírito da mudança comportamental não irá surgir depois de um fim de semana.

Você combina com seu corpo. Ele é o reflexo de tudo aquilo que você come, e, mais do que isso, ele reflete seus pensamentos, atitudes e personalidade. Quem emagrece e não percebe o que mudou, fatalmente engordará novamente, pois seu corpo combina com você. Para um novo corpo, algo irá mudar: o perfume, o estilo para vestir, o tom de voz, o otimismo, mas o mais comum é a confiança. Quando alguém olha para uma pessoa acima do peso, esta logo pensa: "O que está errado? Será que há alguma coisa feia em mim? Acho que está olhando para a minha barriga." Depois de perder algumas medidas, o pensamento muda: "Acho que gostou de mim." Tudo muda! Perceba isso. Vibre a cada vez que a calça ficar mais larga.

Se você toma cerveja ou outra bebida alcoólica, não pare de beber porque está tentando emagrecer. Beba, sim, mas coma menos para não "formar fila no supermercado". Bebidas fazem a diferença numa noite ou num churrasco. As festas podem ser melhores se você beber um pouco e não ficar escutando as famosas perguntas: Você não vai beber hoje? Nem um pouco? Está de dieta? Se você comer menos que o normal, não fará diferença. Irá aproveitar da mesma maneira. Intercale cada copo de bebida alcoólica com água, se possível gasosa, ou refrigerante diet.

Vale a pena repetir: se for emagrecer para engordar outra vez, é melhor nem começar. Será ainda mais difícil emagrecer da próxima vez, pois o metabolismo estará mais baixo, gastará menos calorias e o organismo torna-se-á mais eficiente em armazenar lipídeos. Há evidências de que até a glândula tireoide diminui a produção hormonal quando perdemos 8% do peso corporal. O corpo fica cada vez pior, com maior quantidade de gordura localizada e flacidez. O colesterol e a pressão aumentam. De que vale ficar magro por pouco tempo? A frustração de ganhar peso novamente é enorme. Todos os que observaram que você estava emagrecendo vão dizer que agora, e mais uma vez, está engordando. E, mesmo se não falarem, você irá achar que sim. Esta é uma batalha que você pode vencer!

Preste atenção: você é diferente com menos 10 quilos no seu corpo. Suas atitudes são diferentes. Um sorriso. Um olhar. A confiança. A postura. A escolha de roupas para sair de casa. Tudo muda. Se você quiser emagrecer e permanecer magro, você tem que perceber isso. Dez quilos a menos mexem para melhor com a sua personalidade! Note que alguma coisa irá mudar. Mesmo que seja mínima.

19
ESTABELEÇA SEUS OBJETIVOS POR ETAPAS

Tenho certeza de que, nos seus sonhos e pensamentos, você já ganhou na loteria e se tornou um feliz milionário que compra tudo o que deseja e realiza todas as suas vontades. Mas não se esqueça de que o mínimo que precisa fazer para ganhar na loteria é apostar. E, com relação a você, sua imagem, sua mente e sua saúde: a que ponto você quer chegar? Imagine-se lá da mesma maneira como já se imaginou um milionário. A vida será melhor? Com mais confiança? Menos vergonha? Agora trace as metas para atingir seus objetivos. Mais uma vez, não faça mudanças bruscas da noite para o dia. Provavelmente, elas não irão durar.

ATIVIDADE FÍSICA

Você é fisicamente ativo? Ou seja, faz atividade física ao menos quatro vezes por semana por 40 minutos cada dia? Se não, como fazê-la? Se for possível, acordar mais cedo ou começar a trabalhar mais tarde é uma boa. Os hormônios liberados e a ativação metabólica farão com que você se sinta mais disposto e produtivo durante o dia inteiro. Se deixar para fazer sua ginástica no final do trabalho, cuidado com o desânimo. Em academias, a frequência é, em média, quatro vezes por semana pela manhã e três à noite. Além disso, quem se exercita cedo tem maior chance de continuar por mais de cinco anos sem interrupções; quem faz à noite, tende a parar logo no primeiro ano. Muitas vezes, a pesada rotina diária que acabamos de enfrentar nos obriga a descansar mais cedo e gera preguiça. Cuidado com atividade física perto da hora de dormir. A adrenalina liberada pode lhe deixar mais excitado e com dificuldade de pegar no sono.

Você sabia que somente 4% da população é fisicamente ativa? Por que, para ser fisicamente ativo, recomenda-se atividade quatro vezes por semana? Dentre outros motivos, porque a semana tem sete dias. Fazendo quatro, você tem mais dias em que faz ginástica do que dias em que não faz. Seu corpo, então, passa a exigir isso. É só planejar: sábado, domingo, mais dois dias na semana. Você pode, sim. Não diga que não tem tempo.

Sabia também que mais de 90% das pessoas fisicamente ativas por mais de um ano não pretendem parar de praticar exercícios até o final da vida? Isso é muito bom!

Quando questionadas se são pessoas felizes, 53% das ativas respondem que sim, contra 36% das sedentárias. É realmente ótimo! A felicidade às vezes está mais perto do que imaginamos, e não em um carro ou em um salário melhor.

Comece com uma caminhada de 30 minutos ou procure uma academia de ginástica agradável com profissionais graduados. No caso da caminhada, tente aumentar aos poucos a velocidade. Veja a distância total percorrida e procure caminhar cada vez mais gastando o mesmo tempo. Depois, arrisque-se a correr bem devagar, se possível na mesma velocidade da caminhada, por 1 ou 2 minutos. Depois, aumente o tempo da corrida por mais alguns minutos.

Uma boa maneira de verificar e melhorar seu desempenho é acrescentar 1 minuto de corrida a cada dois dias. Quando estiver confiante para começar, corra 1 minuto e caminhe 39 nos dois primeiros dias. No terceiro dia, corra 2 minutos dos 40 totais. Não precisam ser consecutivos. Pode-se correr 1 minuto, andar 10, correr mais 1 e continuar andando até que o tempo total seja completado. No final de três meses, estará correndo por um bom tempo. É claro que se você já tiver praticado outros esportes e estiver de bem com a balança, ficará fácil e a progressão poderá ser mais rápida.

Dia	Corrida	Caminhada
1 e 2	1 min	39 min
3 e 4	2 min	38 min
5 e 6	3 min	37 min
7 e 8	4 min	36 min
9 e 10	5 min	35 min
11 e 12	6 min	34 min
13 e 14	7 min	33 min
15 e 16	8 min	32 min
17 e 18	9 min	31 min
19 e 20	10 min	30 min

* Sugestão para quem está começando a correr e quer melhorar o condicionamento e gastar cada vez mais calorias.

EMAGRECIMENTO

Se você estiver muito acima do peso e, consequentemente, longe do seu objetivo final, não se desespere. Vamos traçar a primeira meta real. Se atingi-la, comemore e só depois trace a próxima. Estabeleça um tempo confortável e não programe mais de 5 quilos para a primeira etapa: 700 g por semana é uma boa medida, 5 quilos em sete semanas.

Já experimentou colocar nas costas uma mochila com 5 quilos? É bastante coisa! Subir escadas, levantar da cama e fazer qualquer atividade diária torna-se mais difícil. Quando estamos acima do peso nem percebemos, mas, quando eliminamos o excesso, é um alívio. Tudo fica mais fácil. Então, independentemente do quanto precisa perder, tire essa mochila das costas! Perca 5 quilos e não os reencontre nunca mais. Isto já é uma enorme vitória!

A meta também pode ser traçada em torno de uma roupa que não está servindo ou caindo bem. Experimente a cada dois dias e verifique

que, a cada vez, veste melhor e fica mais confortável. Não deixe de fazê-lo nos dias em que abusa na alimentação. Não há compensação, ou seja, "Hoje eu comi muito, não vou nem pesar, amanhã vou fazer uma dieta restrita". A gordurinha já foi acumulada e é difícil tirá-la, mesmo com o maior dos sacrifícios.

Se já deu um passo à frente, não dê outro para trás. Finque o pé, pois o próximo passo o levará mais perto dos seus objetivos. Os sacrifícios serão minimizados se você souber o porquê deles. Procure comer tirando proveito do alimento, de olhos abertos e conscientemente, e não como se ele fosse um inimigo, devorando e descarregando sentimentos de ansiedade enquanto come.

Se você ainda acredita em algum milagre a fim de atingir os objetivos em relação ao seu corpo, ou que a ciência inventará algo que o faça ficar bem sem nenhum esforço, espere sentado. Não há resultado sem mudança de hábitos e de atitude. Caso continue fazendo tudo do mesmo modo que fazia, continuará a obter os mesmos resultados de sempre: emagrecendo e engordando.

Não há milagres. Assim como você é responsável pelas glórias do sucesso, também o é pela decepção do fracasso.

20
BOLA DE NEVE

Com certeza, você já assistiu a algum desenho animado em que uma bola de neve descia a montanha rolando e aumentando de tamanho. Quando estamos acima do peso, nosso corpo age da mesma maneira. Um fato leva a outro e progride com o passar do tempo. O problema se torna cada vez maior!

Quanto mais pesados estamos, mais preguiça temos e menos energia gastamos, pois qualquer ação, seja caminhar, levantar da cama ou da cadeira, é difícil. É como se carregássemos nas costas uma criança de 20 ou 30 quilos o dia inteiro. Imagine pegar alguma coisa no chão e subir escadas, tomar banho, fazer tudo assim. Inconscientemente, por meio de mecanismos hormonais, o corpo pede para ficarmos mais quietos, pois tudo passa a ser difícil e custoso. Com isso, o gasto calórico cai e, portanto, engorda-se mais facilmente. A autoestima diminui e permanecemos mais quietos. A ansiedade aumenta com a insatisfação. No extremo, o organismo libera hormônios que geram depressão, para permanecermos mais parados, com o metabolismo mais baixo. Traduzindo: mais quietos → menos atividades gerais e físicas → menos energia gasta → mais peso → mais desânimo e preguiça → menos autoestima → mais ansiedade → insatisfação e sensação de derrota → mais quietos → menos atividades gerais e físicas → menos energia gasta → mais peso... E assim por diante.

Isso precisa ser rompido. Nesse caso, dê um mês para sua vida e comece a mudar. Faça tudo o que deve ser feito. Caso necessário, à força. Obrigue-se a caminhar no mínimo três dias na semana e faça um sacrifício na alimentação. Um mês! Como se fosse promessa! Corte algumas coisas sabidamente engordativas. Se, no final desse mês, você não estiver mais disposto com a vida e enxergando uma saída, eu lhe dou razão para desistir. Mas duvido que isso aconteça, pois existe a bola de neve do bem. Vamos a ela.

Há um pequeno obstáculo para começar a rolar a bola do bem: você precisa levantar e agir. Para a do mal, é só ficar quieto, o que é mais fácil.

Quando fazemos atividade física, os hormônios que geram prazer e bem-estar são liberados na corrente sanguínea. Com isso, sentimo-nos bem-dispostos e experimentamos a sensação de leveza e felicidade. Apenas com o aumento das atividades metabólicas e a diminuição da ansiedade, você começa a perder peso sentindo-se mais alegre e vitorioso. Ver as roupas ficarem mais confortáveis não tem preço. A vida passa a ser apreciada com outros olhos e tudo de bom começa a acontecer. Repare que o corpo pede por isso. Sequenciando: mais atividade física e cotidiana → maior gasto de energia → maior autoestima e satisfação com o corpo → mais hormônios que geram sensação de bem-estar e vitória → menos ansiedade → menos peso corporal → mais atividade física e cotidiana → maior gasto de energia... E a bola vai crescendo. Experimente essa sensação!

Para pessoas com depressão, as duas situações exemplificadas com as bolas de neve podem ocorrer independentemente do peso. A incidência de depressão em pessoas acima do peso e em sedentários é significativamente maior. Quem sofre desse mal tende a ficar mais quieto. E quanto mais quieto fica, mais quer ficar, agravando o quadro. A rotina de imobilidade e inércia deverá ser quebrada, e a atividade física se torna essencial para o processo de cura. Todos precisam se sentir mais bem-dispostos e motivados.

21
EXERCÍCIOS E QUEIMA DE ENERGIA

Existe uma enorme polêmica acerca da queima calórica e da atividade física. Qual exercício gasta mais? Qual queima mais gordura? Em qual frequência cardíaca? Somente depois de 30 minutos? Quanto tempo preciso fazer para ter resultado?

Quando realizamos qualquer atividade física, gastamos mais calorias do que em repouso. Lembra-se da torneira do balde? Ela pode aumentar a vazão em mais de 1.000%! Então, responda o óbvio: ela ajuda ou não a emagrecer?

Os músculos esqueléticos e o cardíaco estão mais ativos e precisam de mais energia. É como se um carro tivesse que subir uma ladeira. O consumo aumenta de dez quilômetros por litro para cinco quilômetros por litro. Se gastarmos mais, necessitaremos de mais, ou seja, o carro que "bebe" mais precisa ser mais reabastecido. Quem começa um exercício físico mas não deseja perder peso precisará comer mais. Não há exceções.

Durante uma simples caminhada, importantes ajustes são feitos pelo nosso organismo na tentativa de fornecer energia e prolongar o exercício: a frequência cardíaca aumenta, o fluxo sanguíneo é desviado para determinados locais, glândulas alteram a produção de hormônios e o metabolismo fica acelerado, gasta mais gorduras, carboidratos e proteínas. Agora, vamos falar de cada uma dessas mudanças.

AUMENTO DA FREQUÊNCIA CARDÍACA

Quando estamos prontos para iniciar uma caminhada, a primeira coisa que acontece é o aumento da frequência cardíaca, mesmo antes da atividade. As funções deste aumento são:

- Levar mais oxigênio dos pulmões ao sistema muscular, que está trabalhando e queimando mais energia do que em repouso;
- Retirar o excesso de gás carbônico produzido na musculatura e levá-lo aos pulmões;
- Transportar a energia dos carboidratos e ácidos graxos do corpo para os músculos em atividade. Por exemplo, do fígado para os músculos dos membros inferiores, como ocorre em uma caminhada;
- Não deixar que a temperatura do corpo se eleve excessivamente, graças ao suor.

Traduzindo: quanto mais intensa e rápida for a caminhada, mais oxigênio será necessário, mais gás carbônico precisará ser retirado, mais ácidos serão formados e neutralizados e de mais energia precisaremos; portanto, o ritmo cardíaco deverá aumentar proporcionalmente.

Isso tudo detalha o que vemos na prática: quanto mais intensa e cansativa for a atividade física, maior a frequência cardíaca e maior o gasto calórico. Por exemplo, caminhando, os batimentos devem ser mais lentos que correndo, pois é mais fácil andar que correr.

As estatísticas do coração humano são fascinantes:

- Bate mais de 35 milhões de vezes durante um ano;
- Seria capaz de encher uma caixa d'água de 1.000 litros em duas horas;
- Traz sua própria energia por meio das artérias coronárias;
- Durante a atividade física, poderia encher um galão de água de vinte litros em um minuto e, em cada batida, um copo americano (135 ml).

Existe também uma correlação óbvia entre a intensidade da atividade física e a frequência cardíaca. Por exemplo: o coração de uma determinada pessoa fica em torno de 140 batimentos por minuto (bpm) correndo numa velocidade de 9 km/h. Acelerando para 11 km/h, ela aumentará a frequência para 156 bpm. Se ela mantiver o mesmo nível de condicionamento, toda vez que correr num ritmo de 9 km/h seu coração estará em 140 bpm.

É simples verificar a melhora do condicionamento físico. O coração deverá ficar cada vez mais lento para a mesma intensidade: essa mesma pessoa estará mais bem condicionada fisicamente se sua frequência cardíaca cair para 135 bpm quando correr a 9 km/h. Ao contar com um bom profissional ao seu lado, é possível saber em qual velocidade você está caminhando, correndo, pedalando, remando ou nadando, apenas observando a frequência cardíaca. Também é viável, por meio de correlações, saber quantas calorias você gastou durante um determinado esforço físico.

As atividades físicas realizadas de pé requerem uma frequência cardíaca mais elevada. As realizadas sentadas, como bicicleta ergométrica, exigem uma um pouco mais baixa. Por sua vez, nas atividades deitadas, como natação, os batimentos cardíacos ficam ainda mais baixos. O mesmo acontece sem o esforço físico; frequência mais baixa quando deitados, mais elevada quando de pé. Veja a comparação abaixo:

- deitadas + 2 bpm = sentadas
- sentadas + 3 bpm = de pé;

Ou seja:

- natação a 140 bpm tem, aproximadamente, o mesmo gasto que o ciclismo a 142 bpm;
- ciclismo a 142 bpm tem o mesmo gasto que corrida a 145 bpm.

Portanto, quando estiver na academia, saiba que para gastar na esteira a mesma quantidade de calorias que na bicicleta ergométrica, sua frequência cardíaca deve estar três bpm mais rápida. Na mesma intensidade, todas as atividades físicas têm o mesmo benefício para a saúde. A esteira não queima mais que a bicicleta ou vice-versa; tudo depende da frequência cardíaca e da intensidade. Se não tiver um medidor de batimentos, perceba em qual você fica mais cansado. Nesse, certamente, você gasta mais.

DISTRIBUIÇÃO DO SANGUE

Curiosamente, não temos sangue para irrigar todos os órgãos e sistemas do corpo com a mesma intensidade o tempo todo. Por isso, precisamos desviá-lo para áreas que mais precisam em determinado momento. Por exemplo, quando acabamos de comer, o sangue se concentra na região do trato gastrintestinal, e quando nos exercitamos o fluxo sanguíneo torna-se maior nos músculos que estão trabalhando. Se você já escutou que não devemos praticar atividade física após grandes refeições, isso tem fundamento. Precisamos de sangue no estômago para digerir a comida. Se ele for requisitado ao mesmo tempo pelos músculos, será impossível suprir a necessidade de ambos. Portanto, um sai prejudicado – em geral, o processo digestivo –, o que pode gerar vômitos e outros grandes incômodos. Não apenas nadar deve ser evitado após o almoço, mas qualquer esforço físico. O estômago e o intestino praticamente não são irrigados durante a realização de atividades físicas.

Não compare sua frequência cardíaca com a de outra pessoa. É um valor que varia muito de indivíduo para indivíduo. Evite seguir planilhas ou tabelas que generalizam os batimentos cardíacos. Procure um bom professor e personalize seus treinamentos.

Enquanto estiver praticando qualquer esporte, perceba seu corpo. Isso é o mais importante.

Você também já deve ter percebido que, após uma refeição farta e gordurosa, ficamos sonolentos. Isso se deve à diminuição do fluxo sanguíneo no cérebro, que entra em marcha lenta e diminui a velocidade de processamento. Se recebe menos energia, não pode funcionar a pleno vapor. Portanto, evite refeições pesadas antes de aulas e principalmente antes de provas. Seu rendimento, certamente, será pior.

Redistribuir o fluxo da corrente sanguínea é uma das adaptações mais magníficas do corpo humano. Em tempo quente, suamos mais para resfriar a própria máquina contra o aquecimento. Suar significa que o sangue está sendo desviado para a pele, pois é dele que vem a água que transpiramos. Por esse motivo, algumas pessoas com pele clara ficam avermelhadas quando fazem exercício físico. Além de abastecer os músculos, o coração também é fundamental para a manutenção da temperatura corporal, a termorregulação.

Suar muito ou pouco nada tem a ver com perda calórica. Se uma pessoa sua bastante, não significa que gasta mais calorias. Em temperaturas mais quentes, apesar de suarmos mais, gastamos menos energia. No frio, o metabolismo aumenta, fazendo com que queimemos mais calorias. É por este motivo, também, que no inverno optamos por comidas mais calóricas.

A alteração da temperatura corporal é o que mais causa mortes e desmaios durante a prática de esportes. Fazer ginástica com blusa de frio ou plástico no corpo, como era usado antigamente, é um dos maiores atentados contra o próprio organismo. Perde-se peso pela eliminação de água e, consequentemente, pela diminuição do volume de sangue no corpo. Pode-se perder até 2 quilos após a atividade física, mas essa perda é de líquidos corporais, não de gordura. Com isso, o coração precisa bater mais rapidamente para bombear o líquido agora muito mais grosso. Cuidado com atividades físicas no verão, quando faz mais calor e o tempo fica mais úmido devido às chuvas, bem como com a prática de exercícios em água quente. Suamos muito em piscinas com água acima de 27°C, embora não se perceba. Hidrate-se bastante antes e durante a atividade física. Exercitar-se em condições adversas pode até mesmo ser fatal.

Tenha cuidado também com a realização de exercícios físicos se estiver resfriado ou se recuperando de uma gripe. A temperatura corporal poderá subir acima do normal e causar sérios danos à saúde. Nosso termostato perde sensibilidade e eficiência, não distribuímos o fluxo sanguíneo adequadamente e a atividade física torna-se perigosa.

No entanto, é normal encontrarmos temperaturas corporais consideradas febris, como 38°C, quando nos exercitamos. Isso é esperado, até certo ponto. O trabalho do corpo aumenta e, com isso, a produção de calor.

Em temperaturas mais baixas, o rendimento físico é bem melhor do que em ambientes quentes. O sangue não precisa ir para a pele e, com isso, o fluxo nos músculos ativos aumenta, fornecendo mais energia. O coração bate menos, pois não se perde tanto volume sanguíneo. A produção de lactato é menor. Os recordes de provas longas, como maratonas, não são batidos no calor e sim em temperaturas mais amenas.

Por fim, um dado interessante: somente 25% das calorias que ingerimos são transformadas em energia propriamente dita. O restante é para produzirmos calor e mantermos a temperatura corporal.

QUEIMA DE GORDURA

Vamos falar primeiramente da variável tempo, ou seja, da duração da atividade física. Há duas considerações importantes sobre este assunto.

1) Queimamos gordura desde o primeiro minuto da atividade física

A gordura não é a última a ser queimada, como muitos dizem. No nosso corpo, não há válvulas que regulam o metabolismo: "primeiro, gastamos apenas carboidrato, glicogênio; depois, gordura, e, só então, proteína." Não funciona assim! Tudo acontece simultaneamente. O que variam são os percentuais de gasto desses nutrientes, mas todos são consumidos durante o esforço físico. É impossível fazer qualquer atividade física sem queimar proteínas musculares. E, para não perdê-las, a reconstrução precisa repor a queima; portanto, alimente-se bem após a atividade física. Evite refrigerantes, salgados e frituras.

Existe uma grande confusão na interpretação de uma descoberta científica feita há muito tempo: quando o exercício se prolonga por pelo menos 30 minutos, nosso corpo libera um hormônio chamado cortisol. A presença desse hormônio na corrente sanguínea faz com que gastemos *ainda* mais gordura. Porém, isso gerou o mito de que só gastamos gordura depois de 30 minutos de atividade física, o que é errado. O cortisol nos dá também a sensação física de mais energia. A atividade fica mais fácil, e podemos até aumentar a intensidade. Quem pratica corrida e ciclismo já deve ter sentido isso: parece que, depois de 30 minutos, entramos no automático e a atividade torna-se mais prazerosa.

Na verdade, queimamos gordura desde o início da atividade e, após 30 minutos, aumentamos e otimizamos este gasto. Isso é uma resposta natural do nosso organismo, que não sabe por mais quanto tempo estará em esforço e, desta forma, cria condições hormonais para a utilização da gordura, que é o substrato energético mais abundante no corpo. Temos em estoque o suficiente para a realização de mais de um dia inteiro de atividade física. São mais de 10 mil kcal! Vale a pena lembrar que a queima não é local, e sim sistêmica – ou seja, no corpo inteiro. Portanto, não perdemos gordura localizada. Quando corremos, não gastamos somente a gordura das pernas.

Fazer abdominais não diminui a barriga. Nenhum exercício queima gordura localizada. O gasto de gordura ocorre no corpo inteiro, independentemente do exercício físico.

Não há exercício que diminua aquela gordurinha localizada. Para isso, você deve emagrecer e parar de exagerar na alimentação.

Se o intuito for emagrecer ou definir a musculatura, a atividade física poderá ser até fracionada ao longo do dia: 20 minutos de caminhada pela manhã, vinte minutos à noite, ou ir e voltar do trabalho a pé.

Somam-se 40 minutos, e isso já está ótimo. Se puder fazer mais 20 minutos na hora do almoço, melhor ainda. O gasto calórico da atividade, mesmo curta, é alto e dará mais disposição no dia a dia. Subir escadas também vale a pena, mesmo que sejam só três andares.

2) O gasto calórico varia com o tempo e a intensidade

Existe uma relação custo-benefício entre tempo e intensidade da atividade física. Para entendermos exatamente o que é intensidade: levantar um saco de arroz de 10 quilos é mais intenso que levantar um de cinco. Correr a 10 km/h é mais intenso que a 8 km/h, que por sua vez é mais intenso que caminhar. Agachar com 20 quilos nas costas é mais do que sem peso algum. Portanto, quanto mais difícil e maior a intensidade da atividade física, mais energia gastaremos.

Existe outra variável metabólica importante e injustamente esquecida na prescrição de dietas ou na indicação da atividade física: o gasto calórico pós-exercício. Quando acabamos de fazer qualquer atividade, queimamos, nas horas seguintes, mais energia do que o normal. O metabolismo não volta imediatamente ao gasto basal de repouso. Ele ainda continua acelerado. Quanto mais intenso for o esforço físico, por mais tempo após o término gastaremos mais calorias e, principalmente, mais gordura. O corpo demora a se recuperar. Portanto, se tiver que acontecer, é uma boa hora para exagerar na alimentação.

Para uma pessoa de 70 quilos, correr 10 quilômetros em uma hora em percurso plano consumiria, aproximadamente, 690 kcal. Se aumentasse a velocidade da corrida e completasse o percurso em 50 minutos, gastaria 730 kcal. Menos tempo, maior gasto. Existe ainda uma considerável diferença após o término da corrida: quem correu em 50 minutos consome mais energia e continua assim por mais tempo. É bastante vantajoso melhorar o condicionamento para conseguir gastar cada vez mais calorias. Musculação não tem alto gasto calórico enquanto é feita, mas mantém alto o gasto calórico pós-atividade e com alta perda de gordura.

Correr mais de 10 quilômetros ou fazer alguma atividade física com gasto calórico semelhante permite que você dê uma escapada da dieta habitual, desde que seja até três horas após o término da atividade física. O metabolismo aumenta bastante. Portanto, sempre que possível, faça atividade física nos fins de semana ou antes das festas.

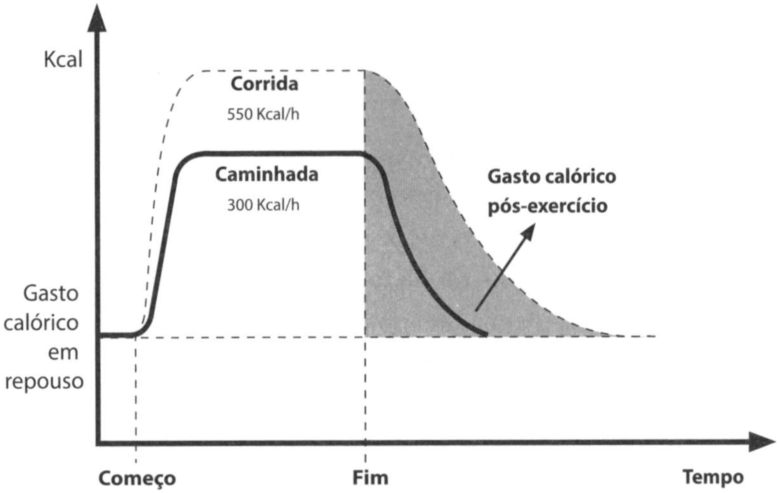

* O gasto calórico após atividades mais intensas, como corrida, é significativamente maior do que em atividades de baixa intensidade, como caminhada. Quanto melhor seu condicionamento, mais acelerado fica o metabolismo após um exercício físico.

Então, se você quiser emagrecer, comece melhorando seu condicionamento físico. É importante para gastar mais calorias durante o dia, e as chances de sucesso no regime aumentam bastante.

Outro assunto que gera muita polêmica é a perda de calorias e nutrientes durante a atividade física.

Como já foi visto, energia e caloria são sinônimos e vêm dos carboidratos, proteínas e gorduras. Então, se nos referirmos à queima de gorduras, estamos falando em perda de calorias. É a mesma coisa. Muitos acham que perder caloria é uma coisa e gordura é outra, mas não.

Colocamos dez litros de álcool e dez de gasolina em um carro com motor flex. Os dois combustíveis são usados e queimados simultaneamente. Não se gasta outra coisa que não seja o álcool ou a gasolina. Nosso corpo também é assim. Gastamos calorias como o carro gasta combustível. Traduzindo: combustível = álcool + gasolina. Caloria ou energia = carboidrato + proteína + gordura.

O que muda, de acordo com a situação, é a proporção na qual são gastos estes nutrientes. É como se o carro, na hora em que acelerássemos, gastasse mais gasolina do que álcool. Nosso corpo pode privilegiar o gasto de algum nutriente de acordo com a situação. Como as proteínas não representam mais de 2% do gasto, vamos deixá-las de lado por um tempo e fixar o raciocínio em carboidratos e gorduras.

A maior influência na proporção do gasto de carboidratos e gorduras é a intensidade do que estamos fazendo. Quando o esforço físico é pequeno (ficar sentado, caminhar etc.), queimamos pouco carboidrato e priorizamos o gasto de gordura. À medida que o esforço aumenta, como numa corrida, mesmo gastando mais gordura, os carboidratos tornam-se cada vez mais importantes.

Quanto maior a intensidade do esforço físico, maior o gasto calórico tanto de gorduras quanto de carboidratos. Portanto, é inverídica a informação de que acima de 150 bpm não queimamos gordura. Em geral, inclusive, gastamos mais gorduras que carboidratos. Somente no início do exercício, e quando a intensidade é bastante alta, a queima de carboidratos supera a de gorduras.

A atividade menos intensa que fazemos é dormir. Os batimentos cardíacos devem estar o mais baixo possível. E, com isso, o metabolismo também está baixo, gastando o mínimo de calorias possível. O carro está em ponto morto.

Agora imagine uma atividade intensa. Suponha que será executada em 5 minutos. Pode ser nadar, correr ou remar no ritmo mais forte possível, de tal modo que no final estejamos mortos de cansaço. O metabolismo fica acelerado e gasta o máximo de proteínas, carboidratos e gorduras. O coração está em ritmo acelerado para suprir essa demanda.

Diante destes dois exemplos, dormir e fazer atividade intensa por 5 minutos, vamos explicar a diferença do gasto dos nutrientes. O que será que gastamos mais?

Quanto menos intensa for a atividade, maior a proporção de gordura gasta. Suponha que uma pessoa gaste 100 kcal por hora enquanto dorme. Cerca de 95% vem da gordura, 4% dos carboidratos e 1% das proteínas.

Em pé, o metabolismo aumenta devido à contração dos músculos que sustentam o esqueleto. O coração acelera um pouco. A mesma pessoa passa a gastar 120 kcal por hora. Destas, agora 93% são de gordura e 6% de carboidratos. Estamos considerando que o gasto de proteínas não varia. Assim temos: 111,6 kcal de gordura + 7,2 de carboidratos + 1,2 kcal de proteína. O gasto de gordura aumentou em termos absolutos, mas caiu em termos percentuais.

Por esses números, vemos que é impossível alguém perder mais de 1,5 kg de gordura por semana mesmo sem praticar atividade física: para diminuir 1 kg de gordura corporal, necessitamos perder 7.700 kcal. Um indivíduo com 70 kg de massa corporal gasta, aproximadamente, 65 kcal por hora de gordura, que equivalem a 8,4 g por hora; multiplicando 8,4 g por 24 horas, temos 201 gramas de gordura por dia ou 1,4 kg por semana. Se você escutar alguém falar que perdeu mais que isso na semana, é sinal de que também perdeu músculos.

Agora, o exemplo é com a pessoa caminhando numa velocidade de 4 km/h. Quem já caminhou nessa velocidade na esteira sabe que é bem fácil, mas sem dúvida mais difícil que apenas ficar em pé ou dormir. A frequência cardíaca e o metabolismo aumentam, gastando mais calorias. A proporção é de 88% de gordura, 11% de carboidrato e 1% de proteína, somando 400 kcal por hora. Portanto, são 352 kcal de gordura + 44 kcal de carboidratos + 4 kcal de proteína.

Observe que a porcentagem de gordura diminuiu de 95% para 88%, em comparação ao gasto dormindo, e ficará cada vez menor à medida que a intensidade da atividade física aumentar. A participação dos carboidratos sobe, e assim o fará quanto maior for a intensidade. Mas o mais importante é o valor absoluto de calorias gastas por hora: dormindo, são 95 kcal de gordura; em pé, 111,6 kcal; e caminhando, 352 kcal. Gastamos cada vez mais gorduras e carboidratos à medida que aumentamos a intensidade do esforço físico.

Vamos aumentar mais ainda a intensidade, para uma corrida na velocidade de 8 km/h. O coração precisa aumentar a frequência, pois a exigência metabólica é maior. Quanto mais intensa a atividade, mais elevado será o número de batimentos por minuto. Dessa maneira, o indivíduo gastará 800 kcal por hora: 600 kcal vêm da gordura (75%), 192 kcal dos carboidratos (24%) e 8 kcal (1%) das proteínas. Quanto mais calorias forem gastas num exercício, melhor para o condicionamento e para o emagrecimento. Para emagrecer, você prefere perder 600 kcal, 352 kcal, 111,6 kcal ou 95 kcal de gordura? É lógico que 600 kcal. Quanto mais, melhor! Correndo, a porcentagem de gordura do gasto total é menor, mas, mesmo assim, é o melhor para emagrecer, já que o número total de calorias perdidas será maior. Isso é o que importa. Não se deixe confundir pelos percentuais. Valores aproximados para mais fácil compreensão.

Atividade, pessoa com 100 kg	Calorias totais perdidas por hora	% do gasto em gorduras	Gorduras totais queimadas
Dormir	80 kcal	95%	76 kcal
Ficar de pé	100 kcal	93%	93 kcal
Caminhar a 4 km/h	400 kcal	88%	352 kcal
Correr a 8 km/h	800 kcal	75%	600 kcal

A corrida de 100 metros rasos e 50 metros de natação são duas das atividades com maior gasto calórico que existem. São despendidas aproximadamente 2 kcal por segundo. Queima-se tanto que o atleta não consegue correr mais 5 segundos na mesma velocidade, pois o organismo não é capaz de fornecer essa quantidade enorme de energia. Mas uma corrida de 100 metros dura somente 10 segundos. Então, gastam-se muitas calorias, porém, num curtíssimo intervalo de tempo. Se o corredor conseguisse manter essa alta velocidade por uma hora, seriam consumidas mais de 4.000 kcal, mas, claro, isso é impossível. É como se uma fábrica de automóveis produzisse, no máximo, 10 unidades por dia e, de repente, recebesse um pedido de 30 carros para o dia seguinte. Nosso corpo tem um limite de produção e de gasto de energia. Isso pode ser obtido com treinamento. Quanto melhor o condicionamento, mais o corpo consegue gastar energia. Melhore seu preparo físico para emagrecer mais facilmente.

Vamos a um exemplo extremo: maratona. Um maratonista corre durante 2 horas e o velocista somente por 10 segundos. Obviamente, uma maratona consome muito mais energia do que uma corrida de 100 metros. Queima-se menos energia por segundo numa corrida longa, mas a duração é muito maior. O custo benefício para perda de peso é melhor. São consumidas mais de 2.000 kcal para completar uma maratona, mas como o intervalo de tempo é extenso, o organismo humano é capaz de fornecê-las.

Um carro de Fórmula-1 é veloz. Seu tanque de gasolina permite percorrer, em média, 300 quilômetros. Já um carro 1.0, com o mesmo tanque, é capaz de percorrer 500 quilômetros. Ou seja, neste último a relação custo-benefício para uma longa viagem é bem melhor.

Para queimar mais gordura, corra cada vez mais rápido, pedale cada vez mais e aumente a intensidade de tudo que faz. Se você tiver 30 minutos, dentro do seu limite, faça o mais rápido e intensamente possível. Essa é a maneira que mais emagrece.

Com a melhora do seu condicionamento físico, você é capaz de gastar mais calorias!

A zona alvo de treinamento é um tempo suficientemente longo com uma intensidade relativamente alta. Caso aumente o esforço acima dessa zona, irá se cansar rápido e, como consequência, interromper o gasto calórico. Ou, abaixo dela, irá ficar muito tempo fazendo o exercício, mas sem muita eficiência.

Existe, portanto, um equilíbrio ideal entre tempo e intensidade da atividade física. O que nos remete à famosa zona cardíaca alvo de treinamento. Qual deve ser a frequência cardíaca para a atividade física?

22
ZONA ALVO DE TREINAMENTO

A zona alvo nada mais é do que uma faixa de batimentos na qual conseguimos gastar muita energia por muito tempo durante a atividade física. Uma corrida constante de 40 minutos abaixo da zona alvo não será eficiente para o gasto calórico e para o condicionamento. Acima dela, será impossível completar os 40 minutos, pois cansaremos logo.

É bom fazer atividade física com cardiofrequencímetro, que mede os batimentos do coração, mas não se preocupe tanto, desde que não tenha problemas cardíacos. O mais importante é sentir. Sua percepção é capaz de medir o nível do seu esforço. Se conseguir permanecer até os últimos minutos do seu treino acima da zona alvo, faça-o para melhorar seu condicionamento. Não fique tão preocupado.

As atividades intervaladas são aquelas em que a intensidade aumenta e diminui, em que há intervalo para descanso. A frequência cardíaca, nos picos de esforço, deverá sempre ultrapassar a zona-alvo. Do contrário, o treinamento não faria sentido algum. Seria melhor manter-se dentro dos batimentos estipulados durante todo o treinamento.

Esportes como tênis, squash, futebol, basquete e similares são atividades físicas intervaladas nas quais a frequência cardíaca ultrapassa a zona-alvo. Isso é absolutamente normal. Jogar futebol sem exceder essa faixa de batimentos é impossível.

Em atividades constantes como corrida, remo ou ciclismo, convém respeitar a zona alvo. Se os exercícios que você pratica são intervalados, não dê muita importância aos batimentos cardíacos para gerir o esforço. Use também sua percepção.

Aulas comuns em academias como jump, pump e spinning devem ultrapassar a zona-alvo. Elas são extremamente intervaladas, pois mesclam momentos em que cansamos e outros em que descansamos. As atividades mais intensas ou intervaladas também geram um gasto maior de energia após o término. Ultrapassar a zona-alvo é bom para aumentar o metabolismo pós-exercício, melhorar o condicionamento físico e o desempenho.

Calcular o gasto calórico nesses tipos de atividade é bastante difícil, pois nos períodos de descanso há uma perda de energia significativa que, geralmente, não é levada em consideração.

Para calcular a zona alvo real deve-se fazer um teste espirométrico ou de lactato sanguíneo. Como esses testes não são tão usuais, existe uma maneira de estimar estes limites de batimentos cardíacos. A forma mais utilizada para calcular a zona alvo, inclusive por relógios cardiofrequencímetros, é:

220 – idade X 0,85 – para o limite superior
220 – idade X 0,7 – para o limite inferior

* Procure um profissional graduado para melhor informação.

Não existe frequência cardíaca em que gastamos mais. O correto é: quanto mais alta a frequência cardíaca, mais energia estamos gastando. O que muda é a proporção do consumo dos substratos energéticos. O gasto de carboidratos, proteínas e gorduras é que varia de acordo com a intensidade da atividade física, como já vimos.

Para os iniciantes e não tão bem treinados, muito cuidado. Comece devagar e não exceda na intensidade. Tenha em mãos um cardiofrequencímetro, respeite seus batimentos e fique sempre alerta às subidas bruscas de frequência. Alguns iniciantes podem ter uma elevação súbita dos batimentos e um retorno à frequência de repouso bastante lento.

23
NÚMEROS METABÓLICOS

É muito fácil calcular nosso gasto calórico. No entanto, comer o equivalente ao valor obtido não significa que vamos engordar ou emagrecer. Depende das situações vistas anteriormente: jejum, exageros, quantidade de gordura/carboidratos da alimentação, índice glicêmico do alimento e o hábito de beliscar.

A via direta é a mais fiel para calcular o metabolismo. O aparelho espirométrico analisa e correlaciona os gases que inspiramos e expiramos, conseguindo nos fornecer o valor calórico gasto através de carboidratos e gorduras. Esse teste está disponível em clínicas e hospitais na maioria das grandes cidades brasileiras. Existe também um teste em esteiras chamado ergoespirometria, porém o protocolo mais utilizado nele faz com que os pacientes se cansem em pouquíssimo tempo. Aumenta-se rapidamente a velocidade e a inclinação da esteira, visando o esforço máximo em alguns minutos, até que seja impossível continuar. Dessa maneira, o organismo entra em estado instável e não gasta gordura de maneira eficiente. As moléculas de gordura são extremamente grandes e fornecem energia para atividades em que poderíamos permanecer mais de 15 minutos com a mesma intensidade. Como já falamos, em exercícios intensos e de curta duração, como nesse teste, é impossível que a gordura seja queimada com eficiência, portanto ele não é bom parâmetro para análise do gasto de nutrientes.

A via indireta mais correta para estimar o quanto de energia estamos gastando é bastante simples:

1) Encontre seu MET, dado em repouso.

MET = 1 kcal/kg de peso corporal X hora

Exemplo: Uma pessoa pesa 70 kg. O MET é 70 kcal/h. Como o dia tem 24 horas, podemos dizer que gastamos 70 X 24 = 1.680 kcal por dia, em repouso.

2) Multiplique pelo fator de correção e de atividade física do MET

Atividade, durante uma hora	Fator de correção
Ficar sentado	1,2
Caminhada, 5 km/h	4,6
Corrida, 9 km/h	8,6
Corrida, 12 km/h	11,9
Futebol de campo	8,8
Natação	8,2
Spinning	9,1
Musculação	4,3
Pular corda	10,9

*Os valores acima são médias obtidas em diversos testes.

Apesar de essa ser a melhor maneira de calcularmos o gasto calórico para diversas atividades físicas, não significa que todas as pessoas com 70 kg que fazem spinning por uma hora gastem 637 kcal. Um aluno iniciante não queima mais que metade desse valor. Um atleta profissional do mesmo peso, fazendo uma aula dessa modalidade, despende mais que 637 kcal. O corpo precisa ser treinado para conseguir produzir essa enorme quantidade de energia em tão pouco tempo. O processo de condicionamento físico é demorado e trabalhoso. Por isso, muitos desistem no meio do caminho: "Agora vou começar a correr!" Mas, em menos de dois meses, desistem.

Ao contrário do que muitos pensam, nosso organismo não se acostuma com uma atividade nem deixa de gastar calorias quando a praticamos com regularidade. Já ouvi pessoas dizerem que se a caminhada se torna frequente, sempre nas mesmas distância e velocidade, ela não faz mais efeito. Esse pensamento não tem fundamento algum. É como acreditar que seu carro deixaria de consumir combustível depois de repetir o mesmo trajeto para o trabalho diariamente. Raciocinar assim em relação ao corpo humano é igualmente absurdo. Sempre que você quiser deslocar sua massa por uma determinada distância, terá que gastar energia, mesmo que não se canse ou se canse menos.

Antes de começar a praticar atividade física, procure um bom profissional para que ele programe sua evolução: como estará meu condicionamento ou meu peso em 30 dias se seguir esse planejamento?

Planejar e colocar metas é fundamental para sua motivação e seu resultado!

24
MUSCULAÇÃO, MASSA MUSCULAR E QUEIMA DE CALORIAS

É comum encontrarmos pessoas que procuram academia e são direcionadas para esteira ou bicicleta quando querem emagrecer. Realmente, fazer esse tipo de atividade gasta calorias e ajuda no processo de perda de peso. Mas fazer exercícios também com pesos é válido? Sim: quanto mais bem condicionada for a pessoa, mais calorias e gorduras serão gastas. Então, vale a pena tentar correr cada dia mais rápido e pedalar com mais intensidade. Gastar calorias fazendo bicicleta sem cansar, lendo revista, é impossível. Portanto, aumente seu ritmo!

A musculação, ao contrário do que muitos pensam, possibilita um gasto razoável de calorias. Ao trabalhar contra a resistência de um peso, a musculatura precisa de muita energia para se contrair e deslocar a carga. A hidroginástica e a natação trabalham contra a resistência da água, e também podem ter um elevado gasto calórico se feitas com esforço.

Devemos, então, avaliar o custo-benefício da quantidade de peso e do número de repetições que necessitamos trabalhar. Para emagrecer, o que é melhor: fazer séries curtas, de seis a quinze repetições, com mais peso? Ou séries longas, com mais de vinte repetições, e pouco peso? Para encontrar a resposta, vamos analisar o que ocorre com a musculatura, pois os dois tipos de exercício têm benefícios diretos e indiretos na perda de gordura. Depois de entender tudo isso, veja qual das séries se encaixa em seu caso.

Quando fazemos séries curtas com mais peso, visamos basicamente dois objetivos: ganho de tecido muscular e de força. Os músculos são densos e pesados, então, se malharmos e aumentarmos o tamanho deles, ficaremos mais pesados. Se você relembrar a fórmula do MET vista anteriormente, verá que quanto maior nosso peso, mais energia gastaremos. Em geral, homens são mais pesados que mulheres, e esse é um dos motivos de gastarem mais calorias. Se forem do mesmo peso, o gasto é semelhante. É bastante comum um aumento da massa nos primeiros meses de academia. Se não perdermos peso de gordura, nosso peso geral vai subir. Suponha que ganhamos 2 quilos de músculos. Para a balança não os marcar, 2 quilos precisarão sair de algum outro lugar. O melhor é que seja de gordura, e é isso que normalmente acontece. Quando "trocamos" gordura por massa muscular, temos a impressão correta de que nosso corpo está mais firme e fininho! Quando um aluno entra na academia e faz ginástica por um mês, muitas vezes as calças ficam mais largas e o peso na balança não muda. O que aconteceu foi que ele perdeu 2 quilos de gordura, diminuiu a medida e ganhou 2 quilos de músculos. A conta zera. Mas atenção: tecido adiposo não se transforma em massa muscular. Precisamos eliminar a gordura e construir músculos. São dois processos independentes. Gordura não enrijece. Ela sempre tem a mesma consistência, mesmo que a pessoa faça exercícios.

Vamos analisar novamente a fórmula do metabolismo: 1 kcal por quilo por hora. Já que o dia tem 24 horas e não podemos mexer nisso, só nos resta alterar nosso peso. Ou seja, quanto mais pesados estivermos, mais energia gastaremos. Uma pessoa de 60 kg gasta 60 kcal por hora. Uma de 80 kg gasta 80 kcal por hora, mesmo sendo forte ou gordinha. O tecido muscular não é muito mais ativo em repouso, como muitos pensam. A grande diferença é que, quando fazemos ginástica e temos mais músculos no corpo, podemos ingerir mais calorias sem que estas sejam acumuladas em forma de gordura. Gasta-se o mesmo, mas pode-se comer mais e não engordar. O supermercado (corpo) de quem tem maior massa muscular tem mais caixas e, consequentemente, menos filas. Em vez de as calorias irem para a barriga, irão para os músculos.

Se alguém entrar na academia para aumentar o metabolismo em repouso, está sendo enganado. Isso só acontece, como já vimos, com o aumento de peso e no período pós-atividade física.

Quando você começa a praticar atividade física, principalmente exercícios com peso, é comum o peso corporal aumentar. Já vi pessoas até desistirem da academia por causa disso.

Se seu peso aumentar e as calças jeans não apertarem, considere isso bom, pois é sinal de que seu metabolismo diário está subindo e você está emagrecendo, mesmo que o ponteiro da balança não mostre que o seu peso diminuiu.

Ou seja: séries curtas, de seis a quinze repetições, com bastante peso, ajudam a emagrecer pelo aumento da massa corporal e pelo próprio gasto calórico da musculação. A melhor maneira de notar a variação do peso, neste caso, é quando ficamos afastados por algum motivo e não alteramos a alimentação. A balança, após uma semana, tende a marcar menos, porque perdemos massa muscular. Por esse motivo, escuto frequentemente: "Não vou malhar mais, pois parei uma semana por problemas no trabalho e perdi um quilo." Esse quilo é de músculos, e não é vantagem perdê-lo.

Quem faz atividade física rotineiramente, interrompe a prática por mais de dez dias, e o peso não diminui, é sinal de que engordou. Os estoques de líquidos corporais e de glicogênio caíram, por isso a balança marca menos.

O gasto calórico durante uma série de 6 a 15 movimentos não é muito grande. Porém, após a conclusão da série, o metabolismo mantém-se acelerado por horas. Quanto maior a intensidade da atividade física, mais alto e por mais tempo o metabolismo permanecerá acima do gasto em repouso. Levantar mais peso nos exercícios, assim como correr em subida, é aumentar a intensidade. Então, mais um ponto para séries curtas! Por quatro horas após o término do seu treino para hipertrofia muscular, se seu peso for 70 kg, seu metabolismo estará mais alto que 70 kcal/h.

Eis a maior vantagem de realizar exercícios mais pesados e repetições curtas: quando comemos até dois dias após esses exercícios, a chance de a caloria se transformar em gordura é bem menor. Ou seja, engordamos menos. É como se a comida tivesse menos calorias nesse período. Melhor ainda se malharmos diariamente.

Imagine uma pessoa que faz musculação rotineiramente e pesa hoje 75 kg. Depois disso, tira férias, viaja e não faz atividade física. Se, após 10 dias, ela voltar para a academia e estiver pesando 75 kg, pode ter certeza de que ela engordou. Mesmo que a balança não acuse, essa pessoa ganhou gordura e perdeu massa muscular.

Relembre o exemplo do balde com a torneirinha embaixo. Quando fazemos exercícios com o objetivo de ganhar massa muscular, é como se o balde aumentasse o tamanho e a capacidade de carregar água, tornando mais difícil transbordar e acumular gordura. Não é a torneira que aumenta a vazão, e sim a capacidade do nosso corpo em utilizar a energia para compor o tecido muscular. Com isso, podemos comer mais e não engordar. Muitos falam que o metabolismo aumenta quando fazemos séries para ganhar massa muscular. Mas não é o que realmente acontece. Não há aumento metabólico durante o dia inteiro, somente nas quatro horas após o fim do treino, como já foi dito. Mas existe, realmente, uma menor chance de as calorias ingeridas se transformarem em gordura. Por exemplo: uma pessoa relativamente forte que pesa 80 kg foi à academia pela manhã. Seu irmão gêmeo também pesa 80 kg, mas é gordinho e não faz atividade física. Às nove da noite os dois estão deitados, vendo televisão. Eles estão gastando o mesmo valor calórico. O metabolismo está igual. Qual a diferença? Caso comam um misto-quente, as calorias ingeridas vão se transformar em músculos naquele que se exercitou, e no outro vão se depositar no abdômen. Vejamos por que isso acontece.

Lembra-se que quando o corpo quer alguma coisa, ele dá um jeito de conseguir? Na musculação com muito peso e poucas repetições, o corpo passa a precisar de proteínas e carboidratos dentro dos músculos. Assim, ao comermos, as calorias serão desviadas para recompô-los, e não se transformam em gordura. Mas note: mesmo fazendo exercício regularmente, se ingerimos alimentos com alto teor de gordura, como frituras, eles são armazenados no corpo. Não conseguiremos transformar toda essa gordura em carboidratos e proteínas para compor a massa muscular. Não ganharemos tanto músculo quanto deveríamos e ainda engordamos. Portanto, dê preferência a proteína e carboidratos, se possível de baixo índice glicêmico, após seus treinos.

O que acontece dentro dos compartimentos musculares quando nos exercitamos para que os músculos cresçam? Descobrindo a resposta, você entenderá por que emagrecemos mesmo se comermos mais quando fazemos séries de hipertrofia com menos repetições e mais peso.

Ao malhar, os músculos ficam mais inchados e firmes. Isso acontece porque, durante o exercício, aumenta o fluxo sanguíneo para os músculos, principalmente porque lesionamos as fibras musculares. Sim, nos machucamos por dentro. Rompemos muitas fibras. Consequentemente, disparamos mecanismos inflamatórios dentro dos músculos exercitados, da mesma forma que quando torcemos o tornozelo, por exemplo. Eles incham e aumentam momentaneamente de volume para reparar as lesões que ocorreram durante a execução dos exercícios. Parece que estamos mais fortes, mas é justamente o contrário: é o período em que estamos com menos força. Basta tentar fazer outra série em seguida que você verá o quanto é difícil. Isso dura algumas horas, e nesse tempo deveremos nos alimentar para que o reparo seja bem-sucedido.

Por exemplo: você começa a exercitar o bíceps com 100 fibras musculares. A verdadeira intenção da musculação é lesioná-las. Então, acaba sua série com apenas 30. Para ganhar músculos, elas devem ser recompostas em cento e cinco fibras, ou seja, mais que antes. E, para que ocorra essa reconstrução, necessitamos de calorias e proteínas dos alimentos. Ao nos alimentarmos, a energia será imediatamente desviada para ressintetizar os músculos perdidos, em vez de armazenada sob a forma de gordura. Concluindo: a chance de engordar é menor quando fazemos musculação. Em todo exercício físico, como uma simples caminhada, fibras musculares são rompidas. Esse rompimento é proporcional à carga do treinamento: quanto maior a carga, maior o rompimento.

Agora vamos analisar o outro lado da metodologia da musculação, quando se fazem séries mais longas, acima de 20 movimentos e com o mínimo intervalo entre os exercícios. Circuitos, por exemplo. Além de ganhar todos os benefícios que a prática de atividade física proporciona, os objetivos dessas séries são fortalecer a musculatura para atividades gerais e a prática de alguns esportes, como futebol, tênis, corridas ou, simplesmente, gastar mais calorias. A grande maioria das pessoas que deseja qualidade de vida e melhor condicionamento, e não se preocupa com o aumento do tamanho dos músculos, deve priorizar esse tipo de musculação.

Quem malha pesado, com muita carga, visando ganhar músculos, tem uma vantagem na conta calórica da alimentação: pode-se comer mais e não engordar da mesma forma. É como se os alimentos tivessem menos calorias. As vantagens de fazer séries curtas e com bastante peso, visando à hipertrofia, são:

- gastar mais calorias após o término da atividade física;
- aumentar o peso em músculos e, consequentemente, o metabolismo;
- diminuir a chance de engordar quando se exagera na alimentação.

Não fazer pausas entre os exercícios é fundamental para gastar mais energia. Por exemplo: acabamos de fazer uma série com 25 repetições no *leg press*, exercício para membros inferiores. Para que vamos esperar 30 segundos ou mais para fazer outra vez o mesmo exercício? É muito melhor não ficarmos parados e executarmos uma série para os braços enquanto descansamos as pernas. Com uma hora de academia, faremos muito mais exercícios e gastaremos mais calorias. Então, se seu intuito não é ficar forte, não descanse no mesmo aparelho. Lembre-se de que a carga não pode ser extremamente leve. Ao final da série, o peso deverá estar razoavelmente difícil de ser levantado, sendo impossível fazer mais cinco repetições.

Dois ótimos resultados de se fazer musculação com menos peso e mais repetições são:

- o grande gasto calórico durante e após a atividade física, o que ajuda a emagrecer;
- a preparação do corpo para a vida e para um envelhecimento com qualidade.

Se você estiver fazendo um regime de, por exemplo, 1.500 kcal diárias, a musculação tradicional, com séries curtas de dez ou quinze movimentos, com muito peso e descanso, não ajudará a emagrecer mais rapidamente. O gasto calórico não é alto. Por outro lado, com menos peso, mais repetições e sem descanso entre as séries, a perda de gordura será maior. Faça essa opção.

É preciso compreender que cada tipo de musculação tem um objetivo principal, mas outros benefícios também acontecem. As séries longas, além de gastarem muitas calorias, também aumentam a musculatura e a deixam mais firme. Por outro lado, as séries curtas com mais peso, além de hipertrofiar, também gastam calorias.

A musculação também pode ter um ótimo gasto calórico: reduza ou elimine os intervalos de descanso. Alterne abdominais com outros exercícios que trabalhem outros grupos musculares, por exemplo. Você verá os ótimos resultados. Para séries de 15 até 20 movimentos, pode se usar esta sequência: supino reto → abdominal → supino reto → abdominal → pulley → agachamento livre → pulley → agachamento livre → 5 minutos de bicicleta etc.

Quem faz musculação sabe que séries de 15 repetições são usadas para definir a musculatura. Se executarmos dez repetições de um determinado exercício, o gasto calórico será 50% menor do que quando fizermos 15 movimentos. Na realidade, as séries de 15 tanto aumentam o gasto calórico, facilitando o emagrecimento, como também o tamanho dos músculos, mas não da maneira mais objetiva e eficiente. Ou seja, nem tanto à terra, nem tanto ao mar. Por isso, a fama de definirem: queimam calorias e aumentam a musculatura.

25
PREPARAÇÃO PARA A VIDA

Quando fazemos musculação sem exagerar no peso, aumentando o número de repetições, geramos uma pequena sobrecarga para o corpo. Principalmente para os músculos e o esqueleto. Isso é muito importante e evita uma série de dificuldades durante o processo de envelhecimento.

Após os 35 anos, o corpo humano tende a perder músculos e cálcio nos ossos, deixando-os menos resistentes. Com mais alguns anos, começamos a perder eficiência. A caminhada passa a ser mais lenta. Subir escadas, tomar banho e amarrar os sapatos já são tarefas mais difíceis. Agachar e carregar alguns objetos, como sacolas do supermercado, nem se fala. Equilíbrio e reações de defesa contra quedas ou impactos também ficam cada vez mais comprometidos. E o melhor dos remédios é uma atividade física bem orientada e adaptada às condições de cada um.

Por exemplo, exercícios na água podem ser indicados no caso de lesões ou desgastes nos joelhos ou coluna, já que nosso peso se torna menor dentro de uma piscina. Musculação e atividades gerais que se assemelhem às do cotidiano são bastante proveitosas e têm excelentes resultados na melhoria da qualidade de vida das pessoas com mais de 55 anos.

Mas, na prática, o período em que mais se veem os benefícios da atividade física com relação à qualidade de vida é na velhice, sem dúvida. É bastante gratificante trabalhar com esse público. As melhoras são notáveis. Mas é só depois de perder funções consideradas banais no nosso cotidiano é que nos damos conta de quanto elas são importantes para nossa qualidade de vida.

Exercícios com resistência, tipo musculação ou Pilates, são imprescindíveis para que se envelheça bem. Preserve desde já sua força, agilidade, equilíbrio e coordenação.

Quem nunca caiu na rua, da bicicleta ou da escada? A musculação ajuda nisso. Não a não cair mais, e sim a se preparar para a queda. Às vezes, chega-se mesmo a evitá-la, devido ao aumento da força nas pernas. Fica mais fácil recuperar o equilíbrio e pôr-se de pé novamente. Quem faz musculação se machuca menos e até mesmo não se machuca. Quanto mais firmes forem os músculos que compõem as articulações, mais resistentes elas serão. Com o peitoral e o tríceps fortes, certamente os ombros estarão mais protegidos.

Se você pratica algum esporte, como tênis, corrida ou futebol, não pode deixar de fazer um reforço muscular específico. Dores e lesões ósseas ou musculares são bastante comuns quando a musculatura não está preparada para a prática esportiva. Nesses casos, uma ou duas vezes por semana é suficiente.

A coluna vertebral é uma importante parte do corpo humano e, para quem tem dores nas costas, é a principal! A dor incomoda bastante. O tronco comporta os órgãos vitais e nos mantém de pé. Mas, para isso, são necessários muitos músculos de sustentação (também chamados de músculos posturais): abdominais, intercostais, paravertebrais e outros. Eles merecem cuidados e reforços, pois, no dia a dia, muitos são exigidos. Se você praticar qualquer atividade física com os abdominais e paravertebrais fracos, a chance de se machucar e até desencadear uma hérnia de disco é muito maior. O quadril e até os joelhos agradecem a firmeza e a força da coluna vertebral. Não deixe de se preocupar com isso, mesmo que nunca tenha sentido dores nas costas.

Você deverá ficar muito mais alerta se for "atleta de final de semana". Não que isso seja ruim. Se você só consegue se exercitar apenas uma vez por semana, não deixe de fazê-lo e tente aumentar a frequência. Cuidados, como avaliações médicas regulares e reforço dos músculos, são necessários para combater lesões e as dores do dia seguinte. Somente assim terá ganhos musculares e cardiorrespiratórios. Não se esqueça de procurar ajuda profissional para indicação da intensidade ideal do exercício. Exagero nessa hora pode ser prejudicial.

> Preocupe-se mais em ter uma postura adequada e uma região abdominal forte, firme. Com isso, você previne as dores nas costas e mantém a mobilidade adequada da coluna, o que lhe permitirá viver normalmente com o passar dos anos.
>
> Reforce sua musculatura abdominal com exercícios funcionais específicos (pergunte ao seu professor).

Estabeleça uma rotina de atividade física. É muito raro encontrar alguém que faça exercícios apenas uma vez por semana, durante anos. Na hora de praticar, a preguiça quase sempre aparece. A mente ordena que não vá, já que o habitual do dia a dia é não fazer. O corpo pede para continuar assim. É muito difícil se superar. Se você tiver força de vontade para se exercitar pelo menos quatro vezes por semana, durante pelo menos três meses, se você parar, seu cérebro vai sentir muita falta daquela atividade e dos bons hormônios que ela libera. Torne a atividade física mais frequente em sua vida. Acostume a mente e o corpo a ela.

26
AS MUDANÇAS DO METABOLISMO

É comum todos acharem que o metabolismo diminui drasticamente com a idade. Quanto mais velhos, menos ele funciona e mais difícil é perder peso. Isso não é verdade para homens e é parcialmente verdade para mulheres.

No caso dos homens, depois da puberdade e do término do crescimento, o metabolismo não muda mais ou a alteração é insignificante. A barriga que se instala não é natural da idade. Não ponha a culpa no destino.

Nas mulheres, o metabolismo não se altera entre a menarca (primeira menstruação) e a menopausa; então, entre os 12 e os 52 anos, ele é praticamente o mesmo. Depois da primeira menstruação, as mulheres quase não crescem mais. Após esse período, ocorre uma pequena mudança e, devido a algumas alterações hormonais, a deposição de gordura corporal pode aumentar discretamente. Mas, se você sempre alterou seu peso, não pode culpar a idade. Seu metabolismo diminui muito mais a cada tentativa de dieta ou com o desequilíbrio alimentar do que com o envelhecimento. Chega de colocar a culpa na idade!

Na fase de crescimento, o metabolismo é maior por quilo de peso corporal. O desenvolvimento funcional e estrutural de órgãos e tecidos requer mais calorias. Crescer gasta energia.

Dois fatores realmente mudam com o passar do tempo e ocasionam o ganho de peso: o comportamento e a motivação para manter a boa forma. Mas, em geral, não queremos acreditar nisso, e sim, mais uma vez, o desconhecido se torna o culpado: metabolismo, ansiedade, gestação.

> A mudança de hábitos é muito mais significativa do que a queda do metabolismo com o passar dos anos. A diminuição do gasto calórico diário com o envelhecimento não é a culpada pelo ganho de peso. Não subir escadas, mexer-se mais lentamente, levantar-se e sentar-se com menos frequência alteram bastante a queima calórica no final de um dia e faz com que engordemos. Atividade física é fundamental!

À medida que envelhecemos, gastamos menos energia por nos mexermos menos. Cada vez que usamos o controle remoto, a escada rolante, o carro, o telefone sem fio ou temos preguiça de subir dois andares a pé ou de levantar para pegar alguma coisa, o gasto calórico diminui incrivelmente. Quatro quilos de gordura podem ser armazenados em um ano devido a essas facilidades do mundo moderno. Diminuem o esforço e aumentam o conforto, o que faz uma diferença inacreditável no final do dia. Lembra-se do exemplo da pessoa sentada em um tamborete em vez de uma poltrona? Quando ficamos mais velhos, queremos um apoio a mais para a cabeça e para os pés. O acréscimo ou a diminuição do gasto de energia é capaz de alterar significativamente o peso. Se você tem mais de 30 anos de idade, já consegue distinguir a diferença de comportamento de quando estudava. Tenho certeza de que antes se levantava e se mexia muito mais por qualquer motivo. Repare agora como se escora e senta sempre que possível. Isso, sim, diminui o gasto calórico. Não culpe a idade.

Com o passar do tempo e as conquistas naturais da vida, também perdemos motivação para manter a boa forma. Quando casamos, diminuem os motivos para continuarmos magros e, além disso, incorporarmos alguns maus costumes alimentares do parceiro. A atividade física diminui. Inconscientemente, pensamos: "Para que vou manter aquele corpo de anos atrás?" Daí vem o ganho de peso.

27
TREINAMENTO PARA HIPERTROFIA; FICAR MAIS FORTE

Existem muitas maneiras de treinar para aumentar a musculatura. Três de dez, *super set, drop set,* séries crescentes, decrescentes e muitas outras. Mas todas culminam com o aumento do volume dos músculos, aumentando também o peso e o perímetro de tórax, braços, coxas etc. Não existem séries nem exercícios melhores, mas certamente os que mais se adaptam aos diferentes indivíduos. Por isso é tão importante a presença de um profissional, acompanhando todas as variáveis do treinamento. Quando tiver um bom professor, você notará a diferença. Os ganhos são bem maiores. Acredite: as revistas em que aparecem pessoas fortes e definidas não têm mais conhecimento do que um bom professor graduado.

Devemos compreender que musculação é sempre uma adaptação. Se, na sua rotina, você somente dirige, toma banho e carrega alguma pasta ou sacola, sua musculatura é adaptada ao que ela faz. A forma do corpo é a tradução da sua rotina, do que você faz e do que come. Começando a exercitar um músculo, como o bíceps, com 4 quilos, ele percebe que isso é um pouco mais do que estava acostumado a fazer no dia a dia e, portanto, necessita aumentar suas fibras musculares até se sentir confortável para realizar o exercício. Um músculo mais forte é melhor para carregar mais peso. Se depois você passa a fazer com 6 quilos, ele precisará aumentar ainda mais. Por isso, a musculação com mais peso engrossa e endurece os músculos. Quanto mais grossos, também mais fortes e firmes serão. Eles são mais rígidos que gordura. Quanto mais forte, mais fácil para carregar peso! Quanto mais peso, mais duro fica. Você precisa lesionar muitas fibras para que o músculo aumente.

Quanto mais peso, melhor. Mantenha sempre uma boa execução do exercício e observe as variáveis a seguir para que se atinjam os objetivos.

Ganhamos músculos e condicionamento físico no descanso de um treino para o outro. Intervalar corretamente seus treinos, dormir bem e manter uma boa alimentação fazem parte do seu programa de treinamento. Treinamento não significa apenas "quanto mais, melhor". A qualidade é fundamental!

- **Frequência semanal:** são três dias por semana ou cinco vezes ou mais? Para hipertrofia muscular, deve-se fazer no mínimo quatro vezes por semana. É claro que, com duas ou três, resultados são obtidos, mas não tão eficientes quanto poderiam ser.
- **Tempo disponível:** existem pessoas que não podem ou não querem ficar mais de uma hora fazendo ginástica. Por isso, as aulas de circuito vêm fazendo sucesso. Um bom treinamento de hipertrofia não passa de 1:30. Não é proveitoso fazer mais de 2:30 de ginástica por dia. Não se engane achando que quanto mais tempo, melhor. O correto é quanto mais tempo, menos eficiência.
- **Pausa entre as séries ou exercícios:** se estiver fazendo três séries com dez repetições, qual é a pausa que deverá ser dada? Trinta segundos, 1 minuto ou 2 minutos? O intervalo deverá ser dado de acordo com as séries. Não existe tempo perfeito e este também é pessoal. Se você fizer uma vez cada exercício, como crucifixo, extensão de joelho e desenvolvimento, a pausa é necessária? Não. Quando estiver trabalhando outro grupo muscular, o intervalo não será necessário, a não ser que o indivíduo canse. Para que ela serve? A pausa serve para recuperar uma parte do estoque de alguns nutrientes, como a creatina, para que o próximo exercício seja feito com eficiência. Se fizer um exercício de braço, ao fazer outro de perna os estoques nos membros superiores são repos-

tos. Não é legal ficar conversando e esperar até 5 minutos entre as séries. O resultado não será o melhor possível.

- **Intensidade:** o peso nos exercícios deve ser o maior possível, sem prejudicar a execução do movimento nem causar lesão.
- **Volume:** 3 x 20? Ou 4 x 8? Qual a diferença? Como já falamos, séries longas têm como objetivo maior gasto calórico e fortalecimento muscular geral, e séries com mais peso e curtas favorecem o ganho de massa muscular. Não faça menos de seis repetições. Se o fizer, estará privilegiando o ganho de força máxima e não de volume muscular.
- **Velocidade de execução:** é melhor fazer o exercício mais rápido ou devagar? Para hipertrofia, a velocidade deve ser lenta, demorando de quatro a seis segundos para cada movimento. Uma série de dez não pode demorar menos de quarenta segundos. Desta maneira, consegue-se um resultado melhor. O músculo precisa trabalhar por certo tempo, então, tome cuidado para não fazer séries extremamente rápidas, em menos de trinta segundos. Marque o tempo de duração para fazer uma série de dez e veja quanto tempo leva!

Se todas as variáveis estiverem bem dimensionadas na programação do seu treino, você conseguirá bons resultados. Para aumentar o volume muscular, é necessário lesionar fibras musculares e supercompensá-las depois. Portanto, ficamos mais fortes durante o descanso. Cuidado com bebidas alcoólicas e com o sono. Beber e dormir tarde não combinam com bons resultados para ganhar músculos. A reposição dessas fibras torna-se pouco eficiente. É claro que poderá ter bons resultados, mas não o máximo possível. Por exemplo: o treinamento proporcionaria ganho de 3 quilos de massa muscular no mês, mas, devido à falta de descanso, pode aumentar somente um quilo.

Com a alimentação ocorre o mesmo. Ela também influencia bastante esse processo, pois fornece os tijolos para a reconstrução muscular. Os alimentos devem ser bem balanceados em carboidratos, proteínas, gorduras, vitaminas e minerais. Uma conta fácil de ser feita, porém um pouco difícil de ser aplicada na prática, é dividir seu peso em quilos por 3.000. O valor encontrado corresponde à necessidade da ingestão de proteína nas três próximas horas após a atividade física, a fim de repor as fibras musculares.

Não adianta comer somente frituras ou alimentos sem proteína após seus treinos: pão, fruta e cereal. Você não terá bons resultados! Depois de qualquer treino, prefira carne, ovo ou derivados do leite.

Exemplo:

Após a musculação, uma pessoa que pesa 70 kg deve consumir 23 gramas (0,023 kg) de proteína.

- 1 copo de leite desnatado com leite em pó, para aumentar o valor proteico = 11 g
- 2 fatias de presunto de peru = 6 g
- 2 fatias de queijo light = 6 g
- 11 + 6 + 6 = 23 gramas de proteína

28
DEFININDO E ENRIJECENDO

As séries de hipertrofia não combinam totalmente com dieta para emagrecer. Se você está malhando dessa maneira, certamente seu objetivo é ganhar músculos, e sua alimentação dever estar adequada a isso. No caso do regime, a finalidade é justamente o contrário, perder gordura. Embora queiramos ganhar músculos e perder gordura para ficarmos mais durinhos e definidos, o corpo não sabe disso. Ele libera hormônios que devem estar presentes para que eliminemos gordura, mas que ao mesmo tempo fazem com que percamos tudo, inclusive tecido muscular. Já os hormônios que fazem sintetizar, anabolizar, fazem com que ganhemos tudo, inclusive gordura. O corpo pergunta: o que você quer, emagrecer ou ganhar massa muscular? Fazer os dois ao mesmo tempo é uma tarefa difícil, mas não impossível.

Como vimos, definir e enrijecer é possível, mas precisamos de três itens básicos e fundamentais:

1. Disciplina, pois não é tarefa fácil. Exagerar na alimentação é o principal fator que gera obstáculo para o sucesso. Se quiser emagrecer, não exagere. Principalmente porque deve estar querendo diminuir gordura localizada e, para eliminá-la, você precisa parar de acumular. Alimentos gordurosos são os maiores vilões nessa batalha.
2. Aumentar a quantidade calórica quando o corpo precisar: como lesionamos fibras musculares durante o treino, o corpo fica mais apto a reconstruí-las nas quatro horas seguintes ao término da atividade física. Nesse período, devemos fornecer os "tijolos" necessários, com duas refeições: a primeira o mais rápido possível depois que acabarmos de treinar, e outra entre três e quatro horas depois. Ambas devem possuir quantidades suficientes de proteínas e carboidratos de boa qualidade.

3. Diminuir a quantidade calórica quando o corpo não precisar da energia: durante todo o dia e, principalmente nos dias em que não fizer atividade física, a alimentação deve ser pobre em gordura e calorias totais. Forneça somente o que o corpo for capaz de usar e também o suficiente para não perder a massa muscular conquistada.

DEFINIR = PERDER GORDURA OU FICAR MAIS FORTE

O que é definir? Simplesmente, é fazer com que o contorno dos músculos apareça. Ou seja, para quem observa, conseguir enxergar o bíceps, o tríceps, o peitoral e até os músculos do abdômen. Para isso, é extremamente necessário que tiremos a cortina que os esconde: no corpo humano, essa cortina é a gordura. O tecido adiposo não tem forma. Os músculos, sim. Portanto, se diminuirmos a gordura, os músculos, mesmo pequenos, vão aparecer. Basta observarmos os maratonistas. Conseguimos ver toda sua musculatura, apesar de uma estrutura extremamente delgada. Eles não têm a cortina de gordura: o percentual dela no corpo é menor que 10%. Para conseguir definição, os homens

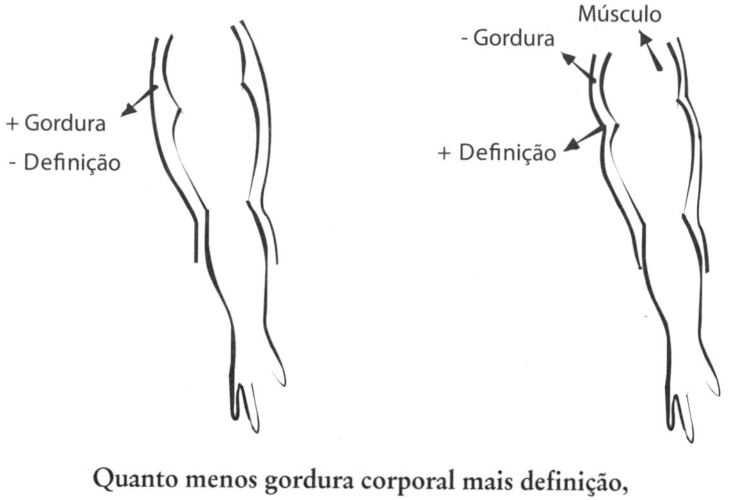

Quanto menos gordura corporal mais definição, assim como na figura do braço da direita.

devem possuir menos de 13% de gordura corporal e as mulheres menos de 18%. Só assim os músculos aparecem.

Quando uma pessoa define ou torna sua musculatura aparente, dá a impressão de que está ficando mais forte. Se você se preocupa com a estética, invista em baixar seu percentual de gordura. O resultado é fantástico!

Por outro lado, lutadores de sumô são extremamente fortes e com grande musculatura, mas ela não aparece devido à enorme quantidade de gordura que há por cima. Não adianta somente ser forte. A quantidade de gordura deve ser pequena. Quanto maiores os músculos, maior a facilidade de fazer com que a "barriga tanquinho" apareça, pelo simples fato de aumentarmos os espaços e diferenças entre os músculos. Quanto maior for um buraco, mais terra deveremos jogar dentro dele para que suma e volte ao nível normal. O mesmo ocorre no nosso corpo. Quanto maior o volume muscular (hipertrofia), maiores são os buracos entre os músculos e mais gordura é necessária para encobri-los, assim como a terra. Se você não for extremamente magro, mas bastante forte, maior a chance de definição.

Vista Transversal de um membro

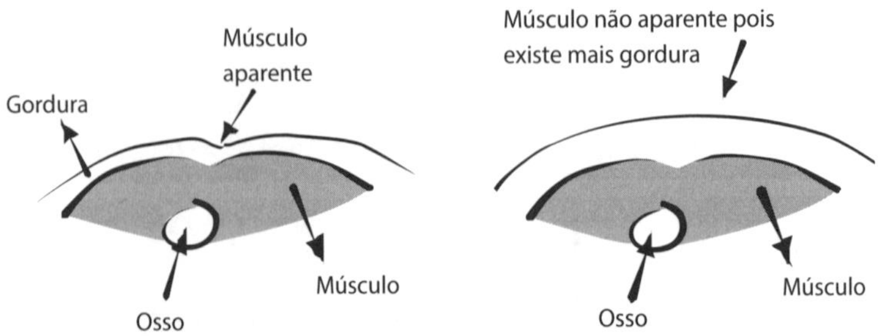

Quando há pouca gordura corporal, esta acompanha a forma do músculo e assim fica definida.

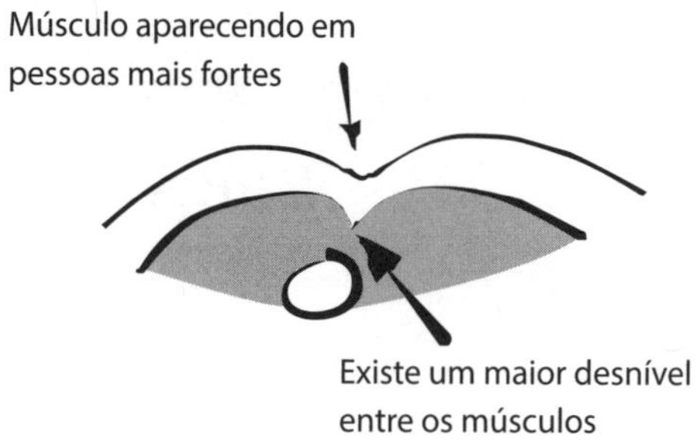
Músculo aparecendo em
pessoas mais fortes
Existe um maior desnível
entre os músculos

É mais fácil definir quando existe um volume muscular maior, pois necessitamos de mais gordura para "tampar" os desníveis entre os músculos.

29
FAÇA ATIVIDADE FÍSICA E SE ALIMENTE BEM!

Não pense que fazer atividade física uma vez por semana não adianta nada. Musculação, caminhada ou qualquer outra atividade praticada por um dia traz benefícios, sim. Se você só tem tempo para praticar uma vez por semana, não abandone. Mas procure dar um passo à frente e aumentar a frequência.

Há aqueles que vivem começando e parando de praticar exercícios. Começam a fazer caminhada, vão toda manhã, mas chove por dois dias seguidos, no terceiro surge um compromisso inesperado e param. "Já não fui anteontem nem ontem, hoje não posso...", e aí surge o desânimo. A tentativa de começar a fazer atividade física não deu certo e outra frustração toma conta da mente. Não pare. Retome, apesar das dificuldades. Não deixe que os contratempos sejam pretexto para lhe desanimar.

Agora vamos falar da atividade física realizada pela manhã. Logo que o despertador toca, temos certeza de que devemos dormir um pouco mais, para suportar o longo dia que vem pela frente. Mas basta superar a preguiça inicial e fazer atividade física para percebermos, ao longo do dia, os benefícios que nos traz. Maiores disposição, concentração, sensação de bem-estar e aumento da produtividade. Sei que ficar na cama dá menos trabalho do que se exercitar, mas acorde 40 minutos mais cedo, pule da cama rapidamente e mexa-se! Faça caminhada, corrida ou pedale por 30 minutos e sinta-se bem durante o dia todo. Vale a pena fazer o teste! Para quem tem diabetes e hipertensão, a manhã é o melhor horário para se exercitar. A pressão e a glicose sanguínea se mantêm mais estáveis pelo restante do dia.

Há pessoas que não conseguem comer quando acordam e vão se exercitar sem se alimentar. É imprescindível ingerir alguma caloria. Quase todas as pessoas que fazem atividade física em jejum apresentam hipoglicemia (baixo nível de glicose no sangue), o que diminui o rendimento físico e pode causar tonteira e até convulsão. O organismo não pode contar somente com a energia armazenada e, normalmente, não consegue manter o nível normal de glicose no sangue. Isso pode gerar desde um simples tremor nas mãos até desmaios. Se ficar sem comer antes da prática, você não gastará tantas calorias quanto poderia, a atividade física não será eficiente e o condicionamento físico não será aprimorado tanto quanto poderia.

O ideal da alimentação matinal para nos exercitarmos mais intensamente, como correr ou pedalar, seria acordar mais cedo, duas horas antes de começar, ingerir líquidos e comer bons carboidratos e boas proteínas. Sei que é difícil, mas se você for correr mais de sete quilômetros ou se estiver treinando para competir, faz muita diferença. Se não puder acordar mais cedo, minimize o problema: levante-se, beba algum líquido e coma frutas ou outro carboidrato, e só depois troque de roupa. É bom que o alimento tenha pelo menos 10 minutos para ser absorvido antes de começar a atividade, enquanto você se veste. Se você se exercita sem comer nada, está na hora de mudar: comece com um suco de laranja e depois arrisque um iogurte. É sempre bom consumir carboidratos e proteínas antes do exercício.

Levar carboidratos para serem ingeridos durante o treino também é fundamental para os que comem pouco antes da atividade física ou vão realizar um treinamento com mais de uma hora de duração. Isotônicos são boas opções.

Algumas revistas dizem que muito cedo, pela manhã, é o pior horário para se exercitar, pois o corpo não estaria ainda preparado para o esforço físico. Como vimos, para quem é hipertenso ou tem problemas com a glicose, essa é a melhor hora. Mas, para os que treinam intensamente, somente a refeição pouco antes de se exercitar pode ser insuficiente, não sendo esse, realmente, o momento ideal. Não implica problemas de saúde, mas o rendimento não será o melhor possível.

Ao fazer atividade física à tarde, você deve se preocupar com o calor. Normalmente, é esse o horário mais quente. Até as cinco da tarde, o sol ainda está esquentando o dia e a temperatura de tudo costuma estar mais alta do que pela manhã: a água da piscina, as paredes e até o chão. Portanto, é ideal usar um cardiofrequencímetro e ficar atento às elevações do ritmo do coração geradas pela desidratação. Lembre-se de que quanto mais água perdemos pelo suor, menos volume de sangue, e mais o coração terá que bater. Beba bastante água antes e durante o treinamento! No mínimo, 500 ml na hora que antecede a atividade física!

Tente fazer atividade física pela manhã. A melhora da disposição durante o dia é notória. Vale a pena acordar um pouco mais cedo. E, acordando mais cedo, você fatalmente dormirá mais cedo, ficando mais fácil acordar no começo do dia. Em geral, à noite arrumamos diversas desculpas para faltar à atividade física.

À tarde, procure começar a atividade física somente duas horas após o almoço, pois ele contém mais fibras e, às vezes, mais calorias e gordura que um lanche. Assim, se você não esperar pelo término da digestão, o sangue terá de se dividir entre as tarefas de irrigar o trato gastrointestinal e os músculos. Lembre-se do capítulo das funções do coração, pois isso é bastante importante.

Se a prática costuma começar quatro horas depois do almoço, você tem duas opções. A primeira é aumentar a quantidade calórica do almoço para suportar o gasto calórico da atividade física e comer somente uma fruta antes do exercício. A segunda é comer menos no almoço e fazer um lanche com proteínas e carboidratos duas horas antes da prática, com leite, pão e fruta. De ambas as formas, você estará energeticamente preparado para o esforço físico.

Comer proteínas e carboidratos é fundamental. No almoço, evite frituras e alimentos com molhos à base de manteiga, farofa e maionese, pois são gordurosos e podem causar mal-estar durante o exercício. Se a atividade for musculação, você pode ingerir duas fontes de proteína no almoço, como dois pedaços de carne ou uma carne e um ovo, ou uma no almoço e uma proteína no lanche, caso opte por fazer o almoço menor e um lanche duas horas depois.

A maioria das pessoas prefere acordar um pouco mais tarde e fazer atividade física à noite, quando já cumpriram todos os compromissos do dia. É nesse horário que os espaços para caminhada e as academias de ginástica estão mais cheios. Mas, quando o dia termina, algumas vezes o cansaço e os problemas que surgiram nos desanimam, e passar em casa pode dar vazão à preguiça. Portanto, leve uma roupa adequada para o trabalho e nem cogite outra hipótese que não seja a de ir direto se exercitar. Você verá soluções para diversos problemas que o atormentaram durante o dia e desacelerará a mente.

Não se esqueça de comer algo antes do exercício. Principalmente se você é uma daquelas pessoas que passam a tarde inteira sem comer nada. Nesse caso, deve se alimentar de carboidratos e proteínas uma hora antes de começar a atividade: iogurte e frutas ou leite e pão. Se seu lanche da tarde for reforçado, com pão, leite e fruta, precisará somente de algum carboidrato: fruta, barra de cereal ou pão. Se seu programa for uma atividade intensa, de grande gasto calórico, como correr, pedalar ou nadar por mais de uma hora, você precisará de mais energia do que uma fruta. Coma, no mínimo, mais um carboidrato ou leve um para ingerir durante a atividade física, como gel de maltodextrina e isotônicos. Caso tenha tempo, faça um bom lanche com alguma proteína uma hora e meia antes do treinamento.

Um problema afeta algumas pessoas que fazem ginástica muito tarde, perto da hora de dormir. Muitas vezes, o sono só aparece muito depois do término da atividade física. Enquanto estamos nos exercitando, nosso corpo libera adrenalina, hormônio que nos deixa mais agitados e atentos. Seu nível pode demorar algumas horas até baixar, retardando o sono. Se isso acontece com você, faça a atividade o mais cedo possível, logo após o trabalho, ou não faça nada muito intenso nem com muito peso, como musculação ou treinamentos intervalados em corrida ou spinning, pois assim menos hormônios serão liberados na corrente sanguínea e esse efeito não ocorrerá.

Alimente-se o mais rápido possível após a atividade física, para dar maior intervalo até a hora de dormir. Não se esqueça dos carboidratos (pão, cereal, fruta ou arroz, feijão, batata, macarrão e soja) e das proteínas (carne, ovo, presunto de peru ou light, queijo, leite, iogurte). Se sentir fome antes de dormir, coma uma fruta ou cereal integral e um iogurte ou leite. São as melhores opções, pois não diminuem a queima de gordura durante o sono. Mas, em geral, somente o lanche ou o jantar são necessários.

Se a meta é melhorar o condicionamento físico ou ganhar músculos, coma o quanto antes após o término do seu treinamento, mesmo sem fome.

Se o objetivo principal é emagrecer, você pode esperar até duas horas para se alimentar. Assim, queimará mais gordura do que o normal nessas duas horas. Nunca se esqueça da proteína após a atividade física. Ela é fundamental!

Se você busca aumentar o desempenho ou ganhar condicionamento melhorando sua forma física, então você deve obrigatoriamente se alimentar logo após a atividade física. Por até uma hora, seu corpo está mais apto a ressintetizar e supercompensar o que você gastou durante o exercício. Por exemplo, se você gastou 200 gramas de glicogênio da sua reserva, o organismo, ao receber energia nessa hora, conseguirá repor com mais eficiência, aumentando a reserva para 210 gramas, melhorando assim o desempenho na próxima vez. O mesmo também ocorre com a proteína muscular.

Caso seu objetivo seja emagrecer e queimar, é bom saber que, se não nos alimentarmos imediatamente depois da atividade física, nosso corpo continuará queimando mais gordura que o normal. Se comermos, liberamos um hormônio que interrompe a queima acelerada de gordura. Portanto, se a meta é emagrecer ou definir, espere uma hora e meia ou até duas horas para ingerir alguma caloria depois de acabar o exercício. Se quiser rendimento, condicionamento e melhor recuperação do esforço, coma logo após o término. Mas, para quem faz atividade física à noite, esperar duas horas para comer significa se alimentar e deitar para dormir logo em seguida. Não faça isso! Vale mais a pena comer duas horas antes de dormir do que esperar duas horas depois da atividade para se alimentar. Queimar gordura à noite é mais vantajoso do que depois da ginástica. Ficar mais tempo sem comer após a ginástica não é uma medida que fará com que alguém emagreça. É apenas uma ajuda. Não espere milagres. Quem já é magro e busca pequenas melhoras, como diminuir uma gordurinha localizada ou fazer com que os músculos abdominais apareçam, vale a pena usar esses recursos.

Se você treina para correr, nadar ou fazer qualquer outra atividade aeróbica que seja intensa e dure em torno de uma hora, experimente tomar açaí ou comer castanhas ou coco uma hora e meia antes de começar. Tenho certeza de que, com um deles, você vai se adaptar e melhorar seu rendimento. Esses três alimentos têm boa digestibilidade e possuem ácidos graxos de cadeia média e curta, que ajudam no desempenho. Faça o teste!

30
CALORIAS, PARA QUÊ?

É engraçado, mas tudo o que as pessoas levam em conta em uma dieta são as famosas e temidas calorias. "Quantas calorias há neste regime?" "E neste pão com queijo?" "O que é mais calórico: arroz ou batata?" Nos spas, há dietas de 800 kcal, 1.200 kcal ou 1.500 kcal. Você escolhe o grau de sacrifício que quer fazer. Quase todos os que vão ao supermercado fazer compras dão aquela olhadinha na tabela nutricional para checar a quantidade de calorias.

Já falamos de várias situações nas quais as calorias não são fundamentais para saber o quanto vamos emagrecer ou engordar ou, ainda, o quanto é gasto em uma atividade física e o que ela "permite" comer. Para diminuir a importância das calorias na vida dos amantes de dietas, vamos agora refrescar a memória de todos.

O gasto da atividade física não é substituído e compensado pelas calorias dos alimentos. Se gastamos 300 kcal correndo, não significa que podemos comer 300 kcal sem engordar. Não ganhamos 300 kcal de crédito. Esta conta é impossível de ser feita. Devemos respeitar dezenas de variáveis, incluindo o gasto calórico pós-exercício. Como já vimos, gastamos mais energia depois que finalizamos um exercício. Por esse motivo, se nesse período ingerirmos em torno de 400 kcal bem distribuídas em carboidratos e proteínas, não engordaremos. Mas, se houve um exagero até cinco horas antes da atividade, a gordura já foi acumulada e sua retirada é difícil.

Também existe outra maneira de não engordar comendo mais: alimentando-se até duas horas antes da atividade física. Nesse tempo, a gordura ainda não foi armazenada no tecido adiposo e será gasta quando a atividade física começar. Lembrando que os que fazem treinamento de hipertrofia na musculação têm a tendência a armazenar menos gordura no corpo, mesmo se ingerirem um valor calórico superior ao encontrado por meio de qualquer uma das fórmulas de cálculo metabólico.

Todo alimento gorduroso ou com alto índice glicêmico tende a engordar mais. Por exemplo: 100 kcal de batata frita engordam mais do que 100 kcal de batata cozida, pois o teor de gordura é maior. E 100 kcal de chocolate engordam mais do que a mesma caloria de aveia, já que o doce tem maior índice glicêmico. Não basta dizer que sua alimentação tem 2.000 kcal por dia. Depende bastante de quantas delas são de lipídios. Por isso, toda alimentação deve ser balanceada em torno de 20% de gordura. Se contiver muito mais que isso, você provavelmente engordará.

Dependendo da distribuição das calorias durante o dia, a semana e o mês, podemos engordar ou emagrecer. Lembra-se do exagero? Dividir 1.500 calorias por dia em três refeições de 500 é uma coisa. Cinco refeições de 300 é outra totalmente diferente, mesmo que nas duas situações a soma seja igual. Da segunda maneira, o metabolismo mantém-se acelerado e a chance de armazenarmos gordura é menor.

Comer 14.000 kcal por semana, sendo 2.000 kcal diárias, é muito melhor do que num dia exagerar e atingir 3.000 kcal, e no outro compensar comendo só 1.000 kcal. A soma semanal será a mesma, mas a tendência no segundo caso é engordar. O metabolismo faz oscilar o aproveitamento de energia e das calorias da comida.

Ao longo de um mês, não coma a caixa de bombom de uma só vez para se ver livre da tentação. O correto, para não engordar, seria comer apenas um por dia, apesar de a caixa ter o mesmo valor calórico.

Tome bastante cuidado com as grandes refeições. Pode ser formada "fila" e há possibilidade de acumularmos gordura. Não se esqueça daquele exemplo: dez pães por dia terão sempre o mesmo valor calórico, mas comer cinco no almoço e cinco no jantar engorda muito mais que dois no café da manhã, dois no lanche da manhã, dois no almoço, dois no lanche e dois no jantar. O consumo fracionado não forma fila no caixa. Engordaremos menos e até emagreceremos se dividirmos o valor calórico do dia em seis ou sete vezes, o que equivale a uma refeição a cada duas horas e meia até três horas e meia. Ao aumentar o intervalo entre as refeições além dessa média, aumenta-se a chance de engordarmos, mesmo comendo menos. Todo mundo já escutou que devemos comer de três em três horas. Quem somente almoça e janta engorda mais.

Se vamos seguir uma dieta de 7.000 kcal por semana, podemos fazer diversas combinações.

1.000 kcal	1.000 kcal	1.000 kcal	1.000 kcal	1.000 kcal	1.000 kcal	1.000 kcal	**= 7.000 kcal semana**
2ª-feira	3ª-feira	4ª-feira	5ª-feira	6ª-feira	sábado	domingo	

Dessa maneira, não engodamos, mantemos o metabolismo a pleno vapor e minimizamos a chance de formar fila. Certamente, os níveis de colesterol, triglicérides e glicose estão mais controlados.

Sem padrão:

					2.000 kcal	2.500 kcal	**= 7.000 kcal semana**
500 kcal	500 kcal	500 kcal	500 kcal	500 kcal			
2ª-feira	3ª-feira	4ª-feira	5ª-feira	6ª-feira	sábado	domingo	

Quem come dessa maneira tem grandes chances de ter problemas com a balança, com possibilidade cada vez menor de emagrecer. Voltemos ao exemplo do balde: você perde um quilo de segunda a sexta-feira e o recupera no fim de semana. O problema é que, se continuar assim, perderá menos peso no meio de semana (800 gramas) e ganhará mais no sábado e no domingo (1,2 quilos) a cada semana. Então deverá comer ainda menos para compensar. A torneira se fecha, está lembrado? A tendência é engordar. Caso consiga se manter magro, é com enorme sacrifício no meio de semana. É preciso disciplina na luta contra a balança. Qualquer descuido tem grandes consequências.

Se você gasta 2.500 kcal por dia e come 2.000 kcal, não significa que irá emagrecer. Não é tão simples assim. Se fizer uma atividade física e gastar 500 kcal você não ganhará 500 kcal de bônus. Mas é verdade que se você está mantendo seu peso e começar a praticar exercícios físicos, emagrecerá se mantiver a quantidade que come.

31
ATAQUE ONDE FAZ DIFERENÇA

Aqueles que se preocupam com a alimentação às vezes dão atenção demais a detalhes e deixam passar o que realmente importa. Eis alguns comportamentos que precisam ser desmistificados.

1. A menos que você tenha diabetes, use açúcar para adoçar o café. Você não vai engordar nem 10 gramas por causa disso. A quantidade necessária é pequena, portanto a diferença no processo de emagrecimento é mínima, exceto se você beber muitos cafezinhos durante o dia. O melhor mesmo seria reduzir a quantidade deles, mas nesse caso use adoçante, pois evitará o diabetes e o cansaço do pâncreas em liberar insulina. Se você usa adoçante até três vezes por dia em leite, café, chá etc., não engordará trocando o adoçante pelo açúcar.
2. Tirar o miolo do pão não faz diferença. Não se assuste, é isso mesmo! Você não vai emagrecer por causa disso. Se alguém falar que está perdendo muito peso porque começou a tirar o miolo do pão, é mentira, pois é feito da mesma massa que a casca, mas com maior umidade. Tanto que no pão dormido a casca fica mole como o miolo, pois absorve umidade do ar e perde a textura crocante. Portanto, se você gosta do miolo, coma. Torrada não engorda menos que o pão. A única diferença dela é o volume menor de água.
3. Comer o bagaço da laranja não faz diferença significativa para a balança.
4. As únicas frutas que engordam mais são abacate, açaí, pequi e coco. A banana é tida como uma das mais calóricas e a melancia menos, mas a equivalência é bem próxima. Ninguém engorda ou emagrece

porque escolhe determinada fruta. Não é isso que faz diferença. Tente sempre variá-las, para conseguir diferentes vitaminas e minerais.

5. Se você passa pouca manteiga, margarina, requeijão, patê, geleia ou qualquer similar no pão, também não faz diferença se o complemento é light ou não. A mudança calórica é mínima. O segredo é usar o suficiente para espalhar no pão, biscoito ou torrada, sem exagero. O requeijão não substitui o leite ou o queijo como laticínio. Com exceção da geleia, todos os outros possuem a gordura como nutriente básico; escolha o que preferir pelo paladar, não pela quantidade de calorias.

6. O pão doce ou pão francês possuem quase o mesmo valor calórico, também não faz diferença.

7. É insignificante em termos calóricos, na balança, comer quatro biscoitos água e sal, maisena ou maria; um pão francês ou doce; duas fatias de pão de forma ou duas torradas; duas colheres grandes de arroz, duas de feijão, de batata ou mandioca cozida; dois pegadores de macarrão ou quatro colheres de sopa de cereal. A diferença é mínima e desprezível. Os alimentos de origem animal são praticamente equivalentes em calorias: bifes de boi, porco ou frango, grelhados ou feitos com a mesma quantidade de óleo. Ou seja, você não pode culpar a troca de nenhum dos alimentos acima se não emagrecer ou engordar. O problema está em outra situação.

8. Realmente fazem diferença na balança: presunto light ou de peru; queijo light, queijo cottage; gelatina light ou diet; refrigerantes light, diet ou zero; sucos light ou diet; balas e chicletes sem açúcar; leite desnatado, iogurte light ou desnatado, leite condensado desnatado. Todo o resto, se você usar dentro dos padrões, não faz diferença ser light ou diet: requeijão, ricota, cereais em grãos ou em barras, biscoitos, pão de forma, achocolatados em pó e chocolates, creme de leite, hambúrguer e salsichas. Nenhum dos últimos, se consumido com moderação, fará você emagrecer apenas por ser light. Caso

queira utilizá-los, não há problema. E não coma mais que o normal porque é light ou diet.

Não se preocupe com o miolo do pão se você come salgados, bife à milanesa ou sorvetes no fim de semana. Procure mesmo é evitar pães de queijo, bebidas, tira-gostos e crises de ansiedade.

Os “cachorros grandes” mesmo são as situações de engorda vistas no começo do livro: beliscar, quantidade da gordura de um alimento, exagero, jejum prolongado e índice glicêmico dos alimentos.

32
CUIDADO COM OS JOVENS

Existe uma faixa etária na qual a incidência da perda de peso é mais comum. Para homens, dos 14 aos 16 anos, e, para mulheres, dos 12 aos 15. Claro que ela coincide com o estirão de crescimento, mas, principalmente, com o início da paquera. Daí se cria a motivação. Pais de filhos com excesso de peso algumas vezes os "empurram" a médicos ou a nutricionistas para emagrecerem. A criança ainda não tem motivo para fazer regime. Para quê? Apenas porque os pais querem? Talvez não seja o momento adequado para uma dieta. "Não vou trocar os biscoitos recheados por frutas. Os biscoitos são muito mais gostosos e fáceis de comer." Cuidado com a cobrança e, se a saúde não estiver comprometida, é melhor esperar um pouco. Comecem introduzindo bons hábitos, evitando sucos, salgados e outras guloseimas industrializadas hipercalóricas. Assim, já se inicia a reeducação alimentar. Dê salada de frutas, nem que seja com leite condensado e, como dizia um professor, "alface nem que seja com ketchup". Claro que é uma péssima fase para o excesso de peso, pois as células de gordura ainda se multiplicam e vai se tornar mais difícil emagrecer e manter o peso na idade adulta. Quanto maior o número dessas células, também maior a capacidade de o corpo estocar gordura.

Muitos pais oferecem o alimento proibido ou mais gostoso em finais de semana, viagens ou como prêmio. É uma maneira de evitar o consumo abusivo de sorvetes, doces, refrigerantes e frituras. Mas tomem cuidado! Primeiro, é preferível comer todo dia um pouco a exagerar uma vez no mês ou na semana. E, segundo, esse comportamento pode acarretar um maior consumo quando as crianças já puderem escolher e comprar seu próprio alimento.

É imprescindível que os pais tenham bons hábitos alimentares e estejam em boa forma física para dar exemplo aos filhos. Oferecer determinado tipo de alimento somente nos finais de semana ou em festas é um erro grande que muitos cometem. Deixe-os comer, mas a explicação é fundamental para que a criança entenda que isso não é um prêmio ou que é proibido. Aliás, proibir, jamais!

Assim, fica fácil se dar um presente. No futuro, podem transformar a comida num prêmio para compensar uma fase difícil da vida e comer descontroladamente por ansiedade.

Os pais devem procurar entender os mais jovens. Muitas vezes, é "pagar mico" comer fruta na merenda do recreio. Dê lanches mais leves como iogurtes ou barras de cereal, mesmo que com chocolate. Aliás, é melhor comer uma barrinha de chocolate do que salgados, ainda que assados. Enquanto o chocolate melhora o rendimento mental por causa do fornecimento de combustível ao cérebro, os salgados têm mais gordura, são mais calóricos e podem diminuir o fluxo sanguíneo no cérebro por até duas horas.

Cuidado com comidas modernas, como salgados em pacotes, refrigerante, batata frita e outras frituras, biscoitos recheados e fast-foods. Normalmente, todas têm muita caloria e colesterol. Dois biscoitos recheados engordam muito mais que um pão de sal. Pouca comida, muita caloria. Fiquem alertas!

Tente não oferecer comida o tempo todo às crianças. Deixe que peçam. Já se foi o tempo em que excesso de peso era sinônimo de saúde. É justamente o contrário. O entupimento das artérias coronárias, que leva ao infarto, começa desde que nascemos. Exageros e comida gordurosa na infância acarretarão problemas na idade adulta, além de anteciparem o aparecimento de celulite e estrias.

33
O TÊNUE LIMITE ENTRE O EXAGERO DE ATIVIDADE FÍSICA E SAÚDE

Vinte mil pessoas correndo os 21 quilômetros da Meia Maratona do Rio de Janeiro numa temperatura de, aproximadamente, 30°C. Dez mil completando uma volta na Lagoa da Pampulha em dezembro, em um calor típico de verão. Preparar-se disciplinadamente para completar uma maratona, 42 quilômetros. Quem faz isso tem mais saúde?

Se pensarmos na saúde dos ossos, músculos e articulações, certamente não. Nossos sistemas ósseo e muscular não foram preparados para isso. Porém, o corpo humano consegue se adaptar para melhorar o condicionamento e completar um desafio como esse. Pergunte a dez pessoas que praticam corrida e participam de provas como essas se já sentiram dores nos joelhos, costas, tornozelos ou músculos. A resposta é que mais de seis pessoas já tiveram contusões (60%). Entre indivíduos que praticam caminhada, a resposta será positiva somente para duas pessoas (20%), considerando a mesma faixa etária. Os joelhos são os que mais sofrem. O que normalmente acontece é um desgaste precoce. Portanto, faça musculação para que a carga na articulação seja dividida com uma musculatura forte e preparada.

Se pensarmos em longevidade em termos orgânicos, de órgãos e tecidos, haverá maior produção de radicais livres e sobrecarga do funcionamento geral do organismo quando praticamos atividade física em excesso, como correr mais de 10 quilômetros ou exercitar-se por mais de 90 minutos. A vida útil de alguns órgãos poderá ser reduzida. A imunidade e a proteção natural contra doenças também diminuem em pessoas com agenda de atividade física extenuante.

Mas existe um item fundamental no ganho de saúde: o prazer. Prazer em superar seus limites, em conseguir seus objetivos, em completar uma prova. O prazer de ganhar uma medalha e correr cada dia uma distância maior. O prazer da vitória, seja ela qual for. O bem que isso faz é indescritível e, às vezes, a maior fonte de longevidade. Supere-se!

34
ÁGUA

Muitos não conhecem os prejuízos da má hidratação nem a real importância que a água tem para vivermos bem. A falta dela traz sérias complicações, imediatas ou não, à saúde.

Existem pessoas que quase não ingerem líquidos durante o dia, pois não têm sede. Isso de fato pode ocorrer, da mesma maneira como acontece com pessoas que passam horas sem comer e não sentem fome. Se o indivíduo tem o hábito de não se alimentar entre as grandes refeições, o cérebro não dispara o mecanismo da fome. O corpo necessita de água, mesmo que a pessoa não tenha o costume de bebê-la e não sinta sede.

Para se proteger da falta de água, o corpo humano concentra mais a urina para não perder líquido. Os rins trabalham de maneira inadequada e a urina fica mais amarela.

Cálculos renais são mais comuns em pessoas que bebem pouca água. Normalmente, quem passa pela dor causada por eles muda o comportamento e começa a ingerir bastante líquido. Embora o correto seja beber muita água para prevenir a formação de cálculos, o efeito reacional é mais comum: basta hidratar-se, adequadamente, após sentir a temida dor na região dos rins.

As fezes de quem se hidrata mal são, em geral, mais endurecidas, pelo fato de o organismo tentar absorver toda a água ingerida.

Hidratar-se bem antes da atividade física é mais importante do que o alongamento ou o aquecimento. Nos dias em que for praticar esporte, observe sempre a cor da sua urina. O ideal é que esteja clara.

Consequências da falta de hidratação:

- Os batimentos cardíacos podem subir além do normal
- O desempenho fica comprometido
- Aumenta a chance de hipertermia, maior causa de morte entre praticantes saudáveis

O sangue é constituído basicamente de água. E todos os órgãos e sistemas têm a água como principal componente.

Quando se trata de água, nosso corpo é quase mágico. Consegue contornar os principais problemas causados pela diminuição dos líquidos de maneira incrível. Mas, em determinado momento da vida, você poderá notar algumas consequências da baixa ingestão de líquidos:

1. Perda da qualidade da pele: rugas precoces, diminuição da elasticidade, secura e aspecto quebradiço, diminuição na qualidade de cicatrização e mudança na textura.
2. Aceleração dos batimentos cardíacos para compensar a diminuição do volume de sangue.
3. Diminuição do rendimento físico na prática de esportes. Ocorre aumento da produção de lactato, o que de maneira indireta diminui a queima de gordura, e há prejuízo severo na capacidade da manutenção da temperatura corporal, podendo levar a hipertermia, convulsões, desmaios e até ao óbito.
4. Diminuição da vida útil dos rins. A cor da urina deve ser sempre mais transparente do que amarela.
5. Constipação intestinal.

Muitos não sabem, mas a falta de hidratação é uma das maiores causas da prisão de ventre. Beba um copo de água assim que acordar, se possível, em jejum. Isso pode ajudá-lo na luta contra o intestino preguiçoso e a começar bem o dia.

A ingestão adequada de água também ajuda o metabolismo a funcionar a pleno vapor. O motor de um carro, sem água, funde. O corpo, sem água, funciona menos e o gasto calórico pode diminuir, prejudicando o emagrecimento.

Se você come salada de legumes e verduras (fibras) no almoço e no jantar, beba um copo de suco que tenha pouca fruta e muita água, durante ou após a refeição (por exemplo, de limão ou de acerola). Não engorda, auxilia a função das fibras e a absorção do ferro.

A quantidade de água por dia, para adolescentes, adultos e idosos, deve ser, no mínimo:

Se você não faz ginástica e vive em cidades mais quentes
30 ml por quilo de peso. Uma pessoa que pesa 70 kg deve beber:
70 X 30 = 2,1 litros por dia.

Se você pratica esportes
35 ml por quilo:
70 X 35 = 2,45 litros por dia.

E uma hora e meia antes de começar a se exercitar, mais 10 ml por quilo:
10 X 70 = 700 ml.

35
A MODA DOS SUPLEMENTOS

Lojas e mais lojas. Um comércio que cresce a cada dia. Informações passadas para os clientes com o intuito de vender mais, e do mais caro, sem respeitar a ética ou qualquer base científica. Quem nunca foi a uma loja e ouviu "Leve a importada, faz mais efeito"?

Proteínas são proteínas. Todos os suplementos proteicos possuem ótimas proteínas de alto valor biológico. Não adianta comprar o mais caro. Muito pelo contrário. Por incrível que pareça, uma das melhores proteínas é a albumina. E, o melhor, é a mais barata. Ela tem apenas dois inconvenientes possíveis: pode provocar gases e, na forma de suplemento, normalmente contém mais carboidrato do que aqueles feitos a base de proteína do leite, como o *whey protein.*

Dependendo da sua alimentação, o suplemento não é necessário. Após uma hora de atividade física com ênfase aeróbica – corrida, ciclismo, aulas coletivas em academias –, nosso corpo necessita de aproximadamente 0,00025% do peso corporal em proteínas (ou seja, para um indivíduo que pesa 80 quilos são necessários 20 gramas; basta dividir o peso em quilos por 4.000). Em musculação e exercícios com peso, a quantidade é um pouco maior, 0,00033% (ou dividido por 3.000). O mesmo indivíduo de 80 quilos, neste caso, deve ingerir 26 gramas de proteína após o treino. Se na sua refeição posterior ao treinamento, você comer um pedaço grande de carne (dezenove gramas de proteína) e um ovo (sete gramas), o suplemento é desnecessário. Mas vamos falar de alguns deles:

1. **Aminoácidos:** como já dissemos, eles são os tijolos da parede ou as letras de um livro. Tanto faz ingerir aminoácidos ou proteínas. Ambos serão utilizados da mesma maneira pelo organismo, indepen-

dentemente da velocidade com que são absorvidos. Na prática, o suplemento de aminoácidos é mais caro e a diferença de preço não compensa.

2. **BCAA:** esta sigla se refere a três aminoácidos que são mais facilmente transformados em carboidratos. Por isso, eles têm fama de serem poupadores de músculos ou anticatabólicos. Teoricamente, em vez de o corpo usar proteínas musculares para fornecer energia, ele utilizaria os BCAAS. Mas o fato é que todos os suplementos e alimentos ricos em proteína já contêm esses aminoácidos. A única indicação desse suplemento é para aquelas pessoas que desejam ganhar massa muscular e não conseguem fazer lanches com proteínas no dia a dia (pão com manteiga e café, por exemplo). Assim, valeria a pena usar esse suplemento.

3. **Proteínas:** normalmente, são feitas de leite, ovo ou soja. Só devem ser consumidas se a alimentação não suprir a quantidade necessária diariamente. Da mais cara à de menor custo, o que varia basicamente é a quantidade de carboidrato total do suplemento e a digestibilidade da proteína, como as hidrolisadas, por exemplo. Mas nada que justifique a grande diferença de custo entre elas.

4. **Creatina:** é uma substância derivada de dois aminoácidos e encontrada principalmente na carne. Teoricamente, o uso suplementar aumentaria a força e a recuperação entre as séries. Mas seu efeito, eficácia e quantidade a ser suplementada não são definidos. Portanto, ninguém sabe ao certo como e quanto deve ser usado. Não use mais que sua massa dividida por 1.000.

5. **Maltodextrina:** apesar do nome bonito, é um carboidrato como o do pão. Diluindo em água, funciona como os isotônicos. Não tem papel importante para o ganho de massa muscular. Possui alto teor calórico e tem indicação de uso durante treinos bastante longos ou quando a alimentação anterior à atividade física for insuficiente. Exemplo: pessoas que acordam e, logo em seguida, vão se exercitar sem um café da manhã adequado.

Por mais que inventem e prometam, o uso de suplemento não faz grande diferença se a pessoa já tem uma boa alimentação. Comendo equilibradamente, os suplementos são desnecessários. Muitas vezes, funcionam somente como efeito placebo, aumentando a motivação para o treinamento. Dependendo da quantidade e da qualidade, podem acarretar mais efeitos negativos que positivos. Procure um bom nutricionista. Cuidado com alguns suplementos, pois eles podem conter anabolizantes.

36
REFEIÇÕES

Café da manhã:

É a refeição que busca repor as energias consumidas durante o sono para o começo do dia, até o primeiro lanche da manhã.

Deve incluir, impreterivelmente, proteínas de alto valor biológico como leite, presunto, queijo, iogurte ou até mesmo ovo. São bem aceitos carboidratos de absorção mais rápida, como mel e frutas, para fornecer energia imediata, que o corpo não recebeu por mais de 8 horas. Também os de absorção mais lenta, para gerar saciedade até a próxima refeição, como cereal integral, aveia, granola e outros, pão ou biscoito integral.

Se você não tem o hábito de se alimentar pela manhã, crie. É muito importante fazer essa refeição. Caso contrário, seu rendimento mental e físico ficará abaixo do potencial nas atividades matutinas. Comece com uma fruta ou um suco. Depois acrescente leite ou iogurte até chegar ao desjejum perfeito.

Não faça qualquer tipo de exercício sem se alimentar. Não há benefício nenhum nisso. Não queima mais gordura nem emagrece mais. A tendência real é provocar maior perda muscular, tonteiras e queda da pressão arterial.

Exemplos:

a. 1 fruta (ex: mamão) com mel e granola ou 1 copo de suco e 1 pão com queijo e presunto.
b. Vitamina de fruta com leite e aveia; se possível, acrescente semente de linhaça.

Lanche da manhã:

O lanche entre o desjejum e o almoço é uma boa hora para alimentos funcionais: oleaginosas (castanhas, nozes, amêndoas) ou iogurtes ou bebida láctea com lactobacilos. Se o indivíduo trabalhar bastante tempo em pé ou caminhando, uma fonte proteica é indispensável.

Normalmente, se não fizermos esse lanche, chegaremos ao almoço com mais fome, comeremos além da conta e o metabolismo estará desacelerado e pronto para armazenar toda caloria que entrar.

Se o intervalo entre o café da manhã e o almoço for menor que três horas e meia, não é necessário fazer essa refeição.

Exemplos:

a. Três colheres de sopa de uma mistura de castanha, nozes, amêndoas, uva passa e ameixa seca. Podem entrar outros itens como amendoim, pistache ou damasco. Essa mistura previne câncer, melhora a cicatrização, a força das unhas e cabelos e combate os radicais livres por ser uma excelente fonte de antioxidantes.
b. 1 fruta e 1 bebida com lactobacilos vivos.
c. Pão com manteiga e café com leite.

O lanche da manhã também pode ser trocado com o café da manhã, caso você não se sinta bem comendo logo que acorda.

Almoço:

Esta é, culturalmente, a maior refeição do brasileiro. Repõe poucas calorias que ficaram faltando pela manhã, caso o lanche não tenha sido reforçado, e as fornece por mais 3 a 4 horas até o lanche da tarde.

Deve incluir uma fonte de proteína animal e ferro, como carne de qualquer espécie com o mínimo de gordura possível. Lembre-se de que, quanto mais gorduroso o alimento, mais sangue será necessário na região do estômago e dos intestinos, o que causará diminuição do fluxo sanguíneo cerebral, provocando sonolência pós-almoço e queda na produtividade do trabalho ou dos estudos. Dê preferência a peixes ou frango grelhado. Muito cuidado com frituras de um modo geral.

Também deve possuir fibras vindas da salada, do arroz integral ou do macarrão integral. Coma ao menos um folhoso, como alface, rúcula, repolho, e varie o restante dos vegetais.

Se quiser uma sobremesa, reduza a ingestão de algum carboidrato: arroz, feijão, batata, macarrão, abóbora. Dê preferência aos doces de frutas, pois não possuem gordura nem colesterol.

Não abra mão das leguminosas: soja, feijão, grão-de-bico, lentilha e ervilha são boas fontes de proteínas, vitaminas e minerais. Coma ao menos uma.

Frutas cítricas ajudam a absorver o ferro dos alimentos. Líquidos durante a refeição, até 150 ml, podem ser usados para ajudar nas funções das fibras. Portanto, uma boa opção é o suco de acerola ou de abacaxi, ou a própria fruta.

Uma vez por semana, coma ovos ou vísceras, como fígado, por exemplo. Eles possuem elevado teor de vitaminas e minerais.

Dormir após o almoço é comum, principalmente em cidades do interior, onde as pessoas ainda conseguem fazer as refeições em casa. Há, realmente, uma maior chance de as calorias ingeridas se transformarem em gordura com a sesta, porém ninguém pode culpá-la por ter engordado ou emagrecido. A diferença é pequena e imperceptível em condições normais.

Respeitando os costumes do Brasil, vamos dar exemplos de bons almoços.

Almoço 1 ("O almoço perfeito"):

Salada de alface, tomate, cenoura e brócolis
2 colheres grandes de arroz integral 1 colher de feijão c/ soja
1 filé de peixe grelhado
1 copo de suco de acerola

Almoço 2:

Três pegadores de macarrão integral com carne moída. Uma salada seria bem-vinda, mas a massa integral já possui algumas das boas funções da salada.

Almoço 3:

Salada de rúcula, couve-flor e vagem
1 colher grande de arroz
1 colher grande de feijão
1 bife
1 colher grande de abóbora

Lanche da tarde:

Em geral, é igual ao lanche entre o café da manhã e o almoço.

Quando fizer esta refeição, tente se lembrar do que comeu no lanche da manhã. Se nele você não tiver ingerido nenhuma fonte de proteína (produtos animais), faça o possível para ingeri-la à tarde. Não deixe faltar proteína nos dois lanches, manhã e tarde.

Dependendo do horário do seu jantar, você poderá dividir esse lanche em dois. Se o jantar será às 20h, faça um lanche perto das 15h e outro às 17:30, sendo um desses bem leve: um iogurte, ou uma fruta, ou uma barra de cereal. O ideal seria que o jantar fosse mais cedo e esse lanche leve passaria a ser a ceia (lanche às 16h, jantar às 19h, ceia às 21h). Mas, não fazendo o melhor, também não faça o pior.

Exemplos:

a. 1 pão com manteiga
1 copo de leite com achocolatado ou café
1 fruta

b. 1/2 pão com requeijão
1 iogurte

c. 1 misto-quente

Exemplo do segundo lanche leve, no caso de duas refeições à tarde:

a. 1 barra de proteína

b. 1/2 pão com queijo

c. 1 iogurte com cereal integral, granola

Jantar:

Cada vez mais, o jantar dá lugar ao lanche. Seja pela facilidade de fazer uma refeição mais prática ou porque comer arroz e feijão, para muitos, é pesado e supostamente engorda.

Neste horário é comum acontecerem diversas beliscadas. As pessoas não param para fazer uma refeição e vão até a cozinha em cada intervalo da televisão. "Eu só comi uns biscoitos, agora vou comer uma fruta e depois etc." Resultado: se somarmos tudo o que se comeu, o resultado será muito maior do que uma refeição completa.

Um jantar propriamente dito seria uma refeição como o almoço. Com a mesa posta com arroz, feijão, carne e salada. Mas são raras as famílias que ainda conservam este costume. Não há dúvida de que o melhor para a noite seria repetir a refeição do meio-dia. É mais saudável que grande parte dos lanches e, normalmente, menos calórico e gorduroso. Faça a opção pelo jantar ao menos três vezes por semana.

Os exemplos do jantar podem ser os mesmos do almoço, e ainda:

a. Arroz, feijão, quiabo, angu, frango e salada

b. Salada fria de macarrão e peito de peru

c. Sopa de legumes

d. 1 sanduíche com hambúrguer grelhado, queijo e salada
1 copo de suco de limão

e. 1 cachorro-quente
1 copo de suco de maracujá

f. Vitamina de fruta com duas frutas e leite

Não é proibido comer carboidratos depois das 18h. Já falamos sobre o porquê disso em capítulos anteriores. O que não devemos fazer é comer durante a última hora antes de dormir. Afeta a qualidade do sono para pior.

Se você quiser emagrecer, tome à noite uma sopa de vegetais com carne, cenoura, tomate, pimentão, cebola, pepino, repolho, rúcula, couve, brócolis, beterraba, berinjela. Evite, nesse caso, batata, mandioca, abóbora e inhame.

Ceia:

Esta refeição deve ser pequena ou pode até não ser feita, caso a pessoa durma até três horas após o jantar.

Para não aumentar a produção de insulina à noite e diminuir a queima de gordura enquanto dormimos, essa refeição deve ser leve e conter fontes de proteínas ou carboidratos integrais ou frutas. Evite doces e alimentos gordurosos.

Exemplos:

a. Leite com granola
b. Vitamina de fruta com semente de linhaça
c. 1 pão integral com queijo e presunto de peru

Não se preocupe tanto com o tipo de comida que irá ingerir. Nem com as reportagens que ainda vai ler falando que um determinado alimento faz bem ou mal. Não o evite por causa de uma matéria jornalística. Analisando bem qualquer alimento, acharemos um lado positivo e um lado negativo. Ovo, por exemplo, evita câncer, mas pode aumentar o colesterol. Cerveja possui vitaminas importantes para a saúde, mas o álcool causa danos celulares. Todos os alimentos são assim. Portanto, a primeira dica é: encontre um equilíbrio. O exagero causa muito mais malefícios que o bem que um alimento pode proporcionar. A segunda dica: não mude radicalmente sua alimentação em nenhuma hipótese; seu corpo irá sentir bastante. Em viagens ou finais de semana, tente manter os horários em que costuma comer e, se puder, mantenha a ingestão de alguns alimentos que fazem parte da sua rotina. Repito que, nesse caso, a maioria das pessoas se preocupa com detalhes e se esquece do principal. Por exemplo: come peixe para melhorar o colesterol, mas exagera na fritura ou na picanha no fim de semana. Seria melhor comer picanha diariamente, mas pouca quantidade. Evita o doce, mas exagera no pão. Coma o que quiser, sempre com controle. Um pouco de qualquer alimento não faz mal nem engorda.

A alimentação ideal deve ter equilíbrio, antes de tudo. Mas faça o possível para seguir também os itens abaixo:

3 frutas diferentes por dia, no mínimo;
3 laticínios por dia (exceto requeijão), sendo um com lactobacilos;
1 ou 2 carnes por dia;
2 ovos por semana;
1 taça de vinho tinto por dia;
1 colher de sopa de oleaginosas por dia (castanha, nozes, pistache);
1 colher de sopa de semente de linhaça ou chia, trituradas ou não;
Cereais integrais diariamente, como pão integral, arroz integral, macarrão integral;
Salada com, pelo menos, três tipos diferentes de vegetais.

37
FELICIDADE

É importante que você esteja em um local agradável, para ler este capítulo sem pressa alguma. Ele contém recomendações necessárias para que apreenda e reflita sobre o assunto. Mesmo que você não concorde, reflita sobre como as escolhas ocorrem na sua vida.

Se pensarmos bem e nos perguntarmos os motivos por que tomamos determinadas atitudes, chegaremos à simples resposta: buscamos a felicidade. Por que você trabalha? Para ganhar dinheiro. Para quê? Para poder comer, sustentar a casa, viajar e comprar o que quer. Por quê? Porque quer ter essas coisas. Por quê? Porque, se consegui-las, fará isso e aquilo e acredita que será mais feliz. Por que você se casou ou está namorando ou se separou? Por que escolheu isso em vez daquilo?

Há perdas e ganhos em quase todas as nossas decisões. Mas optamos por aquilo que nos faz mais felizes e tenha mais lados positivos. Mesmo que, às vezes, nossa felicidade seja a felicidade de outra pessoa. Agradar ao próximo ou fazê-lo mais feliz também nos deixa melhor.

Podem ser boas ou ruins conforme o ângulo, mas as decisões sempre vão em busca da felicidade. Se você trabalha em uma empresa ou em uma cidade de que não gosta, mas tiver um bom salário, será que vale a pena continuar ou se aventurar em mudanças? Trocar de emprego? De área de atuação? De casa? Tenho certeza que irá pesar os prós e os contras e sua decisão será em busca da felicidade próxima ou em mais alguns dias ou anos.

Acredito numa boa filosofia para nos ajudar a tomar atitudes e decisões durante a vida. Devemos agir tentando achar um equilíbrio, como se fôssemos viver eternamente e, ao mesmo tempo, soubéssemos que o mundo acabará amanhã. Tenha, em determinadas situações, atitudes impulsivas e instintivas, mas controladas. Em outras, tenha total controle. Bote para fora tudo o que sentir e faça o que tiver vontade. Você será mais feliz!

Com relação à vida profissional, pense no rendimento financeiro, mas não se esqueça do quanto lhe custa. Quanta dedicação, quanto tempo perdido da vida somente trabalhando e deixando de lado tudo o que lhe dá prazer. Quanto estresse? Quanto sacrifício? E a pressão arterial? O modo como você gasta seu dinheiro lhe proporciona alegria capaz de suprir o desgaste do trabalho? Cada problema que surge é um dia a menos de vida. Vale a pena?

Muitas pessoas hoje se mudam para o interior em busca de paz e felicidade. Em grandes centros, a vida pode passar sem que você perceba.

Antes de dormir, deitado na cama, pense em tudo o que vivenciou durante o dia. O que foi mais importante? Aconteceu algo que vale a pena guardar na memória? Tente viver algo diferente no seu cotidiano. As pessoas mais felizes, geralmente, são aquelas que buscam o novo e o inesperado. Cada dia, uma vida nova! Se sua rotina não permitir nada de diferente, faça acontecer você mesmo! Mesmo que seja uma atitude pequena! Diga para aquele amigo o quanto você gosta dele. Se achar que determinada pessoa está mais bonita ou usando algo diferente, fale! Você verá o quanto isso faz bem! Elogios trazem bem-estar. Elogie, pelo menos, uma pessoa por dia.

Estava em um restaurante movimentado em que costumava almoçar três vezes por semana. Achei um prato gostoso e, ao passar pela janela da cozinha, vi as pessoas que trabalhavam. Perguntei quem havia feito a torta de frango. Uma delas respondeu e parabenizei-a falando que iria querer a receita, pois estava deliciosa. Num outro dia, ela veio até a minha mesa para agradecer o elogio e comentar que as companheiras estavam com inveja, pois ninguém naquele restaurante havia elogiado a comida – creio que pelo estresse e pela correria da vida. Mesmo sem intenção, criei um momento especial para aquela pessoa e ela, certamente, vai guardá-lo por um bom tempo na lembrança.

Faça alguém feliz! Vai perceber o quanto isso faz bem! Energia positiva atrai o que é bom! Quem nunca percebeu que, em determinados períodos da nossa vida, tudo dá certo? O contrário também acontece.

Atraímos tanto o bem quanto o mal. Faça bem ao próximo e isso retornará! Viva a fase boa da vida! Pense positivamente!

Cante! Mesmo que seja um péssimo cantor e ninguém ouça. Há sempre uma música que mexe com você. Emocione-se! Pergunte algo que sempre quis saber. Relembre o passado com um amigo. Converse com aquela pessoa que tem menos afinidade e nem sabe por quê. Vá e faça! Pare de se lamentar do que deu errado e procurar um culpado. A vida depende das suas decisões e atitudes. Corra atrás!

Minha tia sempre fala que alguns fatos que acontecem na nossa vida podem servir de motivo ou de incentivo. Como encaramos as dificuldades? Elas nos impulsionam a ir além ou nos travam e servem de desculpa para nossos fracassos? Se alguma coisa deu errado, seu projeto não foi aprovado, perdeu o emprego ou um familiar, faça da dor, ou do fracasso, uma mola para levar você adiante e atingir suas metas. Se parar, tudo se torna pior. Levante-se e dê a volta por cima!

Não fique a vida inteira se lamentando. Você só é vítima do destino se quiser. A vida é única, seja feliz!

Você pode se perguntar por que esse tema foi abordado neste livro. As pessoas são mais felizes quando têm saúde, gostam do próprio corpo e da vida. Praticar esporte, superar limites e ter um condicionamento físico que não as impeça de fazer nada não têm preço! Zele pela máquina que Deus lhe deu para estar na terra. Certamente, você vai sorrir mais e viver melhor! Cuide-se!

38
QUESTÕES

O que é queimado primeiro no nosso corpo? Gordura ou carboidrato?

Não devemos pensar que no nosso corpo existe alguma espécie de válvula que primeiro se abre para gastar carboidrato e depois para gastar gordura. Todo gasto ocorre paralelamente: sempre os três nutrientes (carboidrato, proteína e gordura). O que muda é a proporção de consumo entre eles, dependendo do que fazemos. Por exemplo, se estivermos deitados assistindo à televisão, ou seja, em repouso, o gasto calórico é principalmente feito por gorduras. Pouco carboidrato e pouca proteína. Se começarmos a caminhar, aumentamos o gasto de carboidratos e gorduras. Correndo, ambos aumentam, mas o acréscimo no gasto de carboidratos é bem maior do que no de gorduras. Portanto, quanto mais intenso for o esforço físico, mais alta a frequência cardíaca, maior o gasto de gordura e melhor para o emagrecimento.

O QUE ENGORDA MAIS?

O que mais engorda, como falamos, é o exagero em qualquer alimento.

Em termos calóricos, comer cinco laranjas é pior que um bombom. Mas existem dois tipos de alimentos que engordam bastante: os que possuem muito açúcar, como refrigerantes, sucos, doces, e os com muita gordura, como bife à milanesa, batata frita, salgados fritos, creme de leite, maionese.

O QUE É MAIS IMPORTANTE PARA MEU INTESTINO FUNCIONAR?

Três fatores combinados são fundamentais para um intestino regulado:

1. **Água:** multiplique seu peso em quilos por 30 ml que você achará o quanto deve beber. Para quem faz atividade física, a multiplicação e feita por 35ml.
2. **Atividade física:** exercícios regulares contribuem muito para o bom funcionamento intestinal.
3. **Fibras:** alimentos de origem vegetal, verduras, frutas e grãos integrais possuem muitas fibras. Semente de linhaça também é uma boa aliada.

Observando os três itens, caso seu intestino não funcione, pelo menos uma vez ao dia, procure um especialista.

REFRIGERANTES LIGHT, DIET OU ZERO FAVORECEM O APARECIMENTO DE CELULITE?

Não. Muitos acham que o gás contribui para o aumento de celulite, mas as bolhas de gás não chegam ao sangue, muito menos ao tecido adiposo. Mas evite qualquer tipo de refrigerante, não fazem bem à saúde.

COMER CARBOIDRATO À NOITE ENGORDA?

Não há problema algum em comer carboidratos à noite. O problema é comer e, logo em seguida, dormir. Fazendo isso, as calorias são armazenadas no tecido adiposo com maior facilidade, pois comemos e diminuímos a queima de calorias ao deitar. Se você faz atividade física no período noturno, é fundamental a ingestão de carboidratos, mesmo que à noite; a energia irá suprir o que você gastou e não será depositada.

Este mito surgiu porque o corpo libera insulina quando comemos carboidratos e dormir com o nível elevado deste hormônio faz com que queimemos menos gordura. Portanto, faça sua última refeição do dia duas horas antes de dormir, independentemente do horário. Se sentir fome logo antes de deitar, prefira um iogurte ou leite.

BEBER LÍQUIDOS DURANTE AS REFEIÇÕES ENGORDA?

Se o líquido não tiver calorias, como água ou refrigerantes dietéticos, não engorda nem "dá barriga". Mas se o que você beber for calórico, como refrigerantes ou sucos de caixinha, realmente engorda bastante. O almoço, em geral, é uma refeição bastante calórica e se, no mesmo momento, você ingerir mais energia, certamente vai acumulá-la sob a forma de gordura.

O QUE QUEIMA MAIS CALORIAS: ESTEIRA OU BICICLETA?

Depende da intensidade, mas é só você perceber em qual se cansa mais. Para saber exatamente, use um cardiofrequencímetro para avaliar os batimentos. Em geral, quanto mais alta a frequência, maior o gasto calórico. Entre pedalar suavemente enquanto lê uma revista na bicicleta ergométrica ou correr na esteira, as chances são muito maiores de se gastar mais calorias na esteira.

AERÓBICO E MUSCULAÇÃO: QUAL FAZER PRIMEIRO? COMO FAZER OS DOIS NO MESMO DIA?

É uma combinação perfeita: atividades de condicionamento cardiorrespiratório associadas com exercícios de fortalecimento.

Para melhor responder a essa pergunta, precisamos saber o objetivo de cada um, de modo a planejar o treino com mais eficiência. Para quem tem o objetivo de emagrecer, há duas ótimas soluções:

1. **Aeróbico antes do treinamento de força:** assim os exercícios de musculação não interferem no treinamento aeróbico, já que este é mais eficiente para gastar mais calorias. Se malhássemos antes, não gastaríamos o máximo de energia possível, já que, nos aeróbicos, chegaríamos mais cansados. O desempenho fica comprometido.

2. **Aeróbico durante o treinamento de musculação:** se seu objetivo é emagrecer, mas não gosta de academia ou de ficar muito tempo fazendo esteira ou bicicleta, pois o relógio demora a andar, tente fazer um treino com algumas poucas séries de musculação, que não demorem mais do que 10 minutos. Intercale com até 10 minutos de aeróbico. Fazendo 3 sequências dessas, a atividade total não se estende por mais do que 1 hora. Você mantém seu metabolismo elevado durante todo o tempo! E, como o tempo de aeróbico é mais curto, é possível acelerar, deixando a frequência cardíaca mais elevada!

Para quem quer hipertrofiar e ganhar massa muscular:

1. O ideal é fazer o aeróbico após o treino de peso, porém com um aporte calórico necessário para não sacrificar o ganho de tecido muscular. Ou seja, você deve ingerir carboidratos na transição da musculação para a atividade aeróbica. Isso garante melhor resultado para o ganho de tecido muscular.

2. Fazer o treino aeróbico antes do treino com peso para quem tem como objetivo ganhar músculos compromete o tempo de recuperação entre séries, força e energia.

Para os que visam simplesmente ter saúde e melhorar a qualidade de vida, a ordem dos treinos não faz diferença. Nesse caso, o treino deve ser o mais motivador possível! Faça da maneira de que mais gosta e varie a cada dia para que não fique enfadonho. Ter prazer na atividade física é o mais importante!

MUSCULAÇÃO AUXILIA NO EMAGRECIMENTO?

Claro! Qualquer atividade física ajuda. A musculação realizada com o objetivo de aumentar a massa muscular não possui um grande gasto calórico, mas, quando você come até sete horas após a atividade física, a energia se dirige aos músculos e se acumula menos sob a forma de gordura. Já a musculação feita em circuitos, sem intervalo, provoca maior queima de energia, auxiliando, eficientemente, no emagrecimento.

QUANTO TEMPO ANTES DA ATIVIDADE FÍSICA DEVO COMER E O QUÊ? E APÓS O TÉRMINO DO TREINO, COMO DEVE SER MINHA ALIMENTAÇÃO?

Recomenda-se não fazer refeições grandes até uma hora antes da atividade física. Se faz mais de quatro horas desde a última refeição, então coma uma fruta ou uma barra de cereal antes de começar o seu treino. Após uma grande refeição, como um café da manhã, almoço ou jantar, você pode iniciar sua atividade física até três horas depois sem acrescentar alimento algum.

Não se esqueça dos carboidratos, principalmente frutas, pães e cereais.

Se possível, coma também alguma fonte de proteína, como iogurte, leite, presunto de peru etc., uma hora antes do início da prática.

Para ganhar condicionamento físico e massa muscular, e repor a energia muscular, é indispensável ingerir proteínas e carboidratos o quanto antes após o treino. Então, dependendo do horário da sua atividade física, almoçar, jantar ou fazer lanches mais completos é uma boa escolha. Se ainda estiver longe dessas refeições, coma pelo menos uma fonte de proteína (leite, ovo) e uma de carboidrato (frutas, cereais). Não fique muito tempo sem se alimentar depois de concluído seu treino; isso pode gerar lesões e cãibras musculares.

O QUE ACONTECE QUANDO FAÇO ATIVIDADE FÍSICA SEM ME ALIMENTAR?

Durante a atividade física, você terá queda de rendimento, não gastará tantas calorias quanto possível e ainda pode ter tonteiras, mal-estar, queda da pressão arterial e desmaios. O exercício em jejum também sobrecarrega alguns órgãos, como o fígado, e faz com que percamos mais proteínas musculares que o normal. Então, se você quiser ficar com um corpo legal e sem flacidez, não faça isso.

FAZER ABDOMINAL ELIMINA A BARRIGA?

Não. Apesar de termos a sensação de que a barriga está queimando, é somente a musculatura. A gordura continua lá. A energia que o músculo abdominal usa para contrair está dentro dele, e não no tecido adiposo sobre ele.

SUPLEMENTO FAZ MAL À SAÚDE?

Depende da dosagem. Grandes quantidades de proteínas, aminoácidos, carboidratos e vitaminas podem sobrecarregar o fígado, o pâncreas e os rins.

Também depende do suplemento. Hoje existem tantos que confundimos as palavras *anabolizante* (muda o perfil hormonal do usuário e pode acarretar graves efeitos colaterais) e *suplemento* (componentes que fazem parte da nossa alimentação natural e são oferecidos em maior quantidade com algum objetivo específico, como por exemplo gestantes que tomam complemento de ácido fólico).

CHOQUES ELÉTRICOS PARA QUEIMAR CALORIAS E FORTALECER A MUSCULATURA FUNCIONAM?

Funcionam somente com fins terapêuticos para as pessoas que perderam movimentos em algum membro. Eles não queimam calorias e muito menos a "gordurinha" localizada. Para fortalecer, não funcionam. A intensidade do choque teria que ser altíssima, o que queimaria e provocaria dor.

QUANTO TEMPO DE EXERCÍCIOS DEVO FAZER POR DIA PARA EMAGRECER E QUEIMAR GORDURA?

Um carro gasta combustível desde o primeiro quilômetro. Da mesma maneira, nosso corpo não tem como realizar trabalho muscular e cardiorrespiratório sem gastar energia. Desde o primeiro minuto, queimamos calorias e gordura, e não depois de 30 minutos, como muitos pensavam. E quanto mais, melhor, mas 45 minutos por dia são suficientes. Se você não tiver tempo, pode caminhar um pouco mais até o banco ou até o trabalho. A atividade física pode ser fracionada em duas etapas de 20 minutos. Perde-se caloria da mesma maneira, é acumulativo. E não se esqueça, uma vez por semana é muito melhor do que nenhuma.

O QUE DEVO FAZER PARA DIMINUIR E EVITAR ESTRIAS, CELULITE E FLACIDEZ?

Primeiro, a alimentação deve conter vitaminas e minerais suficientes para nosso corpo, pois esses incômodos podem surgir devido à falta delas, como a vitamina C, por exemplo. Dois fatores são fundamentais para o surgimento dessa tríade:

1. Jejum, pois perdemos mais músculos (a parte "durinha" do nosso corpo) quando ficamos muito tempo sem comer e aumentamos o depósito de lipídeos ao comer novamente;
2. Exagero na alimentação, que causa deposição de gordura localizada.

Portanto, para diminuir estrias, celulite e flacidez, pare de tentar compensar seus excessos com períodos em jejum ou dietas radicais.

Tente criar um padrão na sua rotina alimentar. Evite momentos nos quais se come muito e outros em que se come pouco. Isso é o que mais causa flacidez e celulite.

OVO FAZ BEM PARA A SAÚDE?

A resposta a essa pergunta ainda pode mudar ao longo dos anos com mais conhecimento científico. Até o que se sabe hoje, a gema do ovo é riquíssima em vitaminas e minerais. A clara tem mais proteínas.

O ovo teve seu consumo não recomendado por conter bastante colesterol. Porém, há uma nova corrente que diz que ele não aumenta os níveis de colesterol no sangue.

O que recomendo firmemente é medir seus níveis de colesterol total, LDL e HDL, e comer pelo menos um ovo todos os dias. Após 3 meses, repita os exames. Se os níveis aumentarem, diminua o consumo desse alimento. Se não, continue com os ovos. Só tome cuidado para, entre um exame e outro, não mudar muito o que você costuma comer, pois o ovo pode levar a culpa sem razão. E tenha um profissional da sua confiança acompanhando estes testes.

QUAL A MELHOR ATIVIDADE FÍSICA?

Essa é fácil: a que você mais gosta. Dentre todos os benefícios da atividade física, o prazer é o melhor deles. Acredito que a musculação deveria ser feita por todos, pelo menos uma vez por semana, pois protege nossas articulações e facilita qualquer outro tipo de atividade. No resto da semana, programe-se e faça o que prefere.

GLÚTEN? TIRO OU NÃO TIRO DA DIETA? FAZ MAL MESMO?

Uma das várias modas nutricionais é retirar o glúten da alimentação. Principalmente o derivado do trigo. Ou seja, muita coisa: macarrão, pão, torrada, bolos, biscoitos e tudo mais que leva este cereal que sofreu diversas alterações estruturais nas últimas décadas. Estas modificações refletem na saúde humana de duas formas. Uma delas foi o aumento da quantidade de glúten do trigo, para que as massas ficassem mais macias e crocantes e, portanto, mais atraentes. Isso elevou bastante a exposição humana ao glúten. E outra modificação foi no carboidrato do cereal. Essa mudança fez com que o índice glicêmico do trigo subisse, fazendo mal a diabéticos e a pessoas que estão em guerra com a balança – lembrando que, quanto maior o índice glicêmico, maior o potencial de o alimento engordar e aumentar o nível de glicose no sangue. Além disso, o período de saciedade diminui e a fome retorna mais rápido e com mais força. Assim, fica difícil segurar a compulsão.

Com cada vez mais livros e profissionais adeptos à dieta sem glúten, essa onda vem crescendo bastante. Porém, o que é percebido na prática é que muitos que tiram o glúten não conseguem manter essa exceção por muito tempo e acabam voltando a comê-lo depois de algumas semanas ou meses. Haja força de vontade ou disciplina para tirar algo tão gostoso da alimentação e que a grande maioria ainda come. Nas festas ou reuniões, são servidos salgadinhos, biscoitos, bolos e doces com glúten. O que fazer?

Primeiro, devemos ter bom senso de saber se aquele amigo ou amiga que excluiu o glúten emagreceu realmente graças à ausência dele ou devido a outras mudanças na alimentação. Por exemplo, quem comia muita massa e a substituiu pelo arroz integral. Comia muitos pães e biscoitos, e agora come mais frutas e castanhas.

Outra coisa que ainda não é consenso entre os cientistas é que essa superexposição ao glúten fez surgir um novo grupo de pessoas. Antigamente existiam somente os extremos: ou você tem doença celíaca (não pode comer glúten) ou não tem e pode comê-lo à vontade. Agora alguns profissionais falam que há um grupo do meio: os sensíveis ao glúten. Pessoas que podem ter inflamações no intestino, diarreias, doenças de pele ou problemas neurológicos.

Na prática: deve-se ou não tirar o glúten do cardápio? Sinceramente, não tire se você não vai dar conta de manter a mudança. Só por um tempo, talvez não valha a pena. É comum ver pessoas que tiraram e quando voltaram a comer tiveram complicações intestinais moderadas. Porém, se sua alimentação já é muito boa e você tem total controle dos seus hábitos, tente diminuir ou retirar totalmente e perceba se irá te fazer bem. O que pode notar mais comumente é a qualidade do sono, rendimento na atividade física, idas ao banheiro, qualidade da pele, unhas e cabelo, diminuição de inchaços e melhoria da concentração. Com 10 ou 15 dias, já é possível notar alguma mudança. Se notou, então evite grandes exposições ao glúten e ao trigo. Se não notou mudança alguma, mantenha sua alimentação como deve ser.

Nesse quesito, também há um caminho do meio se você achou que melhorou sua saúde e disposição diminuindo o glúten. Ou seja, diminuir sem cortar. Evite, mas sem ser radical. Não existem só os extremos.

Há exames de sangue que podem te ajudar a descobrir se você é intolerante ao glúten. Converse com um profissional sobre isso. Porém, muitas vezes os resultados são falso negativos ou falso positivos.

TABELA DE CALORIAS

	Porção	Calorias	Proteínas	Carboidratos	Gorduras	% Gord.
Abóbora moranga	50 g	25	0,2	6	0	0%
Abobrinha	50 g	9	0,2	2	0	0%
Arroz cozido	1 colher grande (colher de arroz)	57	1,5	12	0,5	8%
Azeitona	1 unidade	9	0,2	0,2	0,8	80%
Banana	média	44	0,5	10	0,1	2%
Batata cozida	50 g	30	0,5	7	0,1	3%
* Batata frita	colher grande (15 palitos)	140	2	18	7	45%
* Batata palha	1/2 xícara	100	1	9	7	63%
Berinjela	1 xícara	25	0,5	6	0	0%
* Bife à milanesa	unidade média	315	28	8	19	54%
* Bife à parmegiana	unidade média	580	39	15	40,5	63%
* Biscoito recheado	3 unidades	139	2	19	6,1	39%
Biscoito tipo água e sal	3 unidades	135	2,5	17	6	40%
* Bolinho de arroz	1 unidade média	94	3	13	3,5	34%
* Bolo de fubá	1 fatia média 50 g	198	2	30	8	36%
* Brigadeiro	1 unidade (de festa)	60	1	9	2,5	38%
Brócolis	1 xícara	26	1	5,5	0	0%
Café com açúcar	1 "cafezinho" (30 ml)	25	0,2	5,5	0,2	7%

(continua)

(continuação)

Café sem açúcar	1 "cafezinho" (30 ml)	4	0,2	0,5	0,2	45%
Carne de boi assada (filé)	110 g	124	23	0,2	3,5	25%
Carne de frango assada	110 g	144	26	0	4,5	28%
Carne de peixe assada	110 g	114	23	0	2,5	20%
Carne de porco assada (lombo)	110 g	180	31	0	6	30%
Cenoura crua	50 g	40	0,2	9,5	0,1	2%
* Cerveja	1 lata	147	1	13	0	0%
* Chocolate	barra pequena (30 g)	155	2	18	8	46%
Couve-flor	1 xícara	30	1,5	6	0	0%
* Coxinha de frango	unidade pequena (de festa)	110	3,5	9	7	57%
* Empada de frango	unidade pequena (de festa)	77	2	4,5	5,5	64%
Farofa	1 colher grande (colher de arroz)	164	0,5	27	6	33%
Feijão cozido	1/2 concha média	70	4,5	12	0,5	6%
Granola	1 colher de sopa	32	0,9	4,8	1	28%
Hambúrguer	1 unidade	104	11	0,5	6,5	56%
Iogurte	1 pote (185 g)	149	8	11	8	48%
Iogurte light	1 pote (185 g)	79	7,5	11	0,6	7%
Leite desnatado	1 copo 200 ml	66	6,5	10	0	0%
Leite integral	1 copo 200 ml	118	6	9	6	46%

(continua)

(continuação)

* Linguiça assada	1/2 unidade (50 g)	143	6	1,2	13	82%
* Linguiça frita	1/2 unidade (50 g)	173	6	0,5	16,5	86%
Maçã	1 unidade média	82	0,5	19	0,4	4%
Macarrão ao sugo	1 pegador	112	3,5	23	0,5	4%
* Macarrão com molho branco	1 pegador	145	5	20	5	31%
Mamão	1 fatia média	61	0,8	14	0,1	1%
Mandioca cozida	50 g	62	0,5	14	0,5	7%
* Manteiga	quantidade média para pão francês	73	0	0	8	99%
* Margarina	quantidade média para pão francês	73	0	0	8	99%
Ovo cozido	1 unidade	71	5,7	0,3	5	63%
* Ovo frito	1 unidade	105	5,5	0	9	77%
Pão de forma	1 unidade	65	2	14	0,2	3%
* Pão de queijo	1 unidade pequena (festa)	68	0,6	3,5	5	66%
Pão francês	1 unidade	121	3,5	26,5	0,1	1%
* Pastel de carne	1 unidade pequena (festa)	58	3,5	2,5	4	62%
Pipoca	1 saquinho pequeno	67	1,5	10	2,5	34%
Presunto	1 fatia	41	2,5	0,2	3,5	77%
Presunto de peru	1 fatia	18	3	0,5	0,5	25%

(continua)

(continuação)

Queijo cottage	1 colher de sopa (30 g)	32	3	0,5	2	56%
* Queijo frescal	1 fatia média (30 g)	69	4,5	0,5	5,5	72%
* Queijo mozarela	1 fatia (30 g)	93	7	0,5	7	68%
Queijo mozarela light	1 fatia (30 g)	65	8	1	3,2	44%
* Queijo ricota	1 fatia (30 g)	70	3	1	6	77%
* Refrigerante	1 lata	140	0	35	0	0%
* Salsicha	1 unidade	146	6,5	1,5	13	80%
* Salsicha light	1 unidade	91	6	1	7	69%
* Sorvete de creme	1 bola (60 g)	109	2	14	5	41%
* Suco de caixinha	1 copo 220 ml	110	0,5	28	0	0%
Suco de caixinha light	1 copo 220 ml	24	0,5	6	0	0%
* Suflê de espinafre	1 xícara	220	11	3	18	74%
Tomate	4 fatias médias	15	0,5	3	0	0%

O que é importante e deve ser lembrado no dia a dia:

1. Os alimentos marcados com asterisco (*) são os que possuem alto teor calórico e/ou de gorduras.
2. Mesmo poucas unidades de pão de queijo, coxinha e outros salgadinhos têm muitas calorias. Imagine quando comemos uma dezena.
3. Alimentos fritos têm mais gordura do que os cozidos.

4. Não há grandes diferenças calóricas entre as carnes. Portanto, escolha a de que mais gosta. O mais importante é não prepará-la com muita gordura e não exceder na quantidade.
5. Vegetais têm pouquíssimas calorias. Você só deve se preocupar com eles se estiverem em falta na sua alimentação.
6. Tome muito cuidado com os alimentos com mais de 50% de gordura. Em geral, engordam muito.

[A tabela e as informações nutricionais do livro são fruto de pesquisa bibliográfica e na internet. Também nos baseamos nas tabelas encontradas nas embalagens dos alimentos à venda no Brasil.]

AGRADECIMENTOS

Na correria do cotidiano, muitas vezes não temos tempo nem ocasião para dizer o quanto algumas pessoas são importantes em nossa vida. Agora, quero que essas pessoas saibam o quanto são fundamentais. Mãe e pai, do jeito de vocês, dão apoio a todas as atitudes e são meu porto seguro. Carol, minha linda esposa, que com seu carinho me deixa ver como a vida é fantástica! Meus tios e primos, que graças a Deus são tantos que nem dá para citar os nomes, pois ocupariam mais do que essa página. Mas, em especial, tia Beth, por ter se envolvido tanto com o desenvolvimento desta obra, e tia Sandra, que contribuiu com exemplos de vida e foi a primeira a ler e incentivar a continuação deste projeto. Agradeço a todos os que leram, bem no início, e deram ideias fantásticas: Stela Regina, Professora Carla Sarmento, Juliana, minha irmã Daniela, Maurício, Marco, Flávia e Tetê. E aos operacionais Íris e Roosevelt! Muito obrigado é pouco para todos vocês!

Este livro foi impresso na Intergraf Ind. Gráfica Eireli.
Rua André Rosa Coppini, 90 – São Bernardo do Campo – SP
para a Editora Rocco Ltda.